Bibliographic information published by the German National Library:

The German National Library lists this publication in the National Bibliography; detailed bibliographic data are available on the Internet at http://dnb.dnb.de .

Imprint:

Print and binding: Books on Demand GmbH, Norderstedt Germany
ISBN: 9783668778979

This book at GRIN:

https://www.grin.com/document/436776

Emeline Mertens

Les attitudes et connaissances des professionnels de santé et socio-éducatives sur la sexualité des personnes âgées au Luxembourg

GRIN Verlag

Table des matières

Résumé

Objectif. L'objectif de l'étude était d'obtenir une première perception du niveau de connaissances et des attitudes de différents professionnels de santé par rapport à la sexualité des personnes âgées. De plus, il leur a été demandé de définir l'importance de certaines méthodes pratiques stimulants le besoin d'intimité dans leur quotidien avec le patient âgé.

Méthodes. Il s'agit d'un étude pilot ayant 100 participants. Le questionnaire Aging Sexuality Knowledge and Attitudes Scale (ASKAS, White, 1982) fut utilisé afin d'évaluer les connaissances et les attitudes des professionnels de santé face à la sexualité des personnes âgées.

Résultats. Les résultats ont montré qu'il n'y avait aucune relation significative entre les connaissances et les attitudes. Parmi les autres variables, aucune relation positive significative a pu être démontrée.

Conclusion. The findings suggest a need for more education among health professionals, especially in the school program for the health professions. In addition, the research suggests to use another scientific approach for the next assessment.

Mots clefs : Connaissances, attitudes, sexualité, vieillesse

Abstract

Purpose. The purpose of this study was to get a first view of the level of knowledge and the attitudes of different health professionals toward sexuality of elderly people. Thus, they were asked to say how important some practical methods stimulating the need of intimacy would be in their daily routine with the elderly patient.

Methods. It was a first pilot study using 100 participants. The Aging Sexuality Knowledge and Attitudes Scale (ASKAS, White, 1982) has been used to assess the knowledge and attitudes toward sexuality of elderly people among health professionals.

Results. The results showed that there was no significant relationship between knowledge and attitudes. Among other variables, nor could there be found any positive relationship.

Conclusion. The findings suggest a need for more education among health professionals, especially in the school program for the health professions. In addition, the research suggests to use another scientific approach for the next assessment.

Key Words: Knowledge, Attitude, Sexuality, Elders

1. Les aspects sociaux de la sexualité des personnes âgées dans la société

Le sujet de la sexualité étant un sujet tabou, mais en même temps très discutée dans notre société (la sexualité étant affichée sur les publicités, à la télévision, elle est omniprésente, sans que personne n'y fasse attention), il est d'autant plus tabou de s'imaginer de discuter d'un thème ou plus exactement d'une recherche traitant d'une part la sexualité associée avec la vieillesse. Par contre, il faut dire que le sujet de la vieillesse, quant à lui est traité de plus en plus dans la société actuelle. L'on parle de « successful aging », de quatrième âge, le « vieux » change d'image, renvoie à une image plus positive, plus sereine (Rowe & Kahn, 1997).

Malgré le fait que la société parle de plus en plus de « successful aging », c'est-à-dire le fait que les personnes âgées (à partir de 65 ans) gardent une certaine capacité cognitive, ont plus de capacités physiques et s'intègrent plus dans une vie active (Rowe & Kahn, 1997), il persiste des stéréotypes relatifs au grand âge.

La recherche décrite ici n'aura pas l'objectif de décrire en détails les différents aspects de l'identité sociale des personnes âgées dans la société d'aujourd'hui, étant donné, que dans les différentes recherches ou littératures trouvées, se trouvent en majorité des définitions datées qui ne sont pas focalisés sur le développement de la personne âgée comme restant une personne active et capable de surmonter les différentes situations de sa vie, car « encore » autonome, mais comme étant une personne devenant faible. Souvent, les différentes littératures renvoient à des définitions ou des explications datant d'une époque avec que très peu de points communs avec notre société actuelle.

Pour donner un exemple, certains auteurs utilisent les explications de Eros et Thanatos afin de donner une définition à ce que devient la sexualité chez les personnes âgées. Un auteur décrit que « le corps vieux fait peur, comme la mort » (AttiasDonfut 2008, 72) et concrètement, cette recherche ne cherche pas à prendre ce focus-là. Concernant la relation entre la vieillesse, la « beauté du corps d'un vieux » et la mort, il s'agit là plutôt d'une question ou de plusieurs questions se rapprochant de la philosophie plutôt que de la recherche scientifique.

Parlant d'identité sociale de la personne âgée, Rosow (1977) décrit que tout dépend de la relation entre les « représentations sociales de la vieillesse » et de la place des personnes âgées au sein d'une société, qui fait qu'un individu va avoir plutôt une attitude positive ou négative face à la vieillesse. Plus tard, un auteur décrit que c'est « le contexte économique qui joue dans la construction de la position sociale des individus âgés et dans les attitudes vis-à-vis de ces personnes » (Trincaz, 1998).

Ces définitions renvoient au fait qu'une personne, une fois retraitée, perd un « statut social », ce qui a pour effet que les personnes âgées ne savent plus, souvent elles-mêmes où se trouvent leur place dans la société (Lagrave, 2011). Un autre auteur va plus loin et décrit que la vieillesse, c'est « avant tout être victime d'une perte » (Durand-Le Guern, 2006). Ce sentiment « d'inutilité » est souvent repris par nombreux auteurs qui décrivent justement le passage de la retraite à cet âge particulier, dans lequel se trouve la personne. L'identité sociale des personnes âgées est donc souvent résumée à la perte (des capacités physiques et/ ou psychiques), l'inutilité et l'impuissance, une sexualité épanouie est alors inimaginable dans ce contexte d'impuissance, étant donné que malgré les nouvelles recherches, ces stéréotypes persistent.

Une question pourrait donc être : Pourquoi ces stéréotypes continuent à persister ? Pourquoi est-ce toujours inimaginable de s'imaginer qu'un couple âgé puisse avoir une sexualité épanouie ?

Mais tout d'abord, la question suivant se pose alors : Qu'en est-il des attitudes et des connaissances d'individu (travaillant avec des personnes âgées) sur la sexualité dans la vieillesse ? C'est surtout cette question que cette recherche va aborder, étant donné qu'au Luxembourg, aucune recherche n'a encore été effectué dans ce domaine-ci.

Selon les dernières recherches, un groupe de travail a été organisé en 2011 par un réseau d'aides et de soins à domicile afin de discuter des différentes questions du professionnel de santé par rapport justement à ce sujet. La demande semble grande, mais peu de moyens pratiques sont mis à disposition, que ce soit pour soutenir les personnes âgées ou pour former les professionnels travaillant avec cette population. Par contre, aucune statistique concrète n'existe par rapport à ce sujet.
Cette première recherche pilote permettra d'acquérir alors une première vue d'ensemble sur les attitudes et les connaissances des différents professionnels de santé au cœur du travail avec les personnes âgées, que ce soit en milieu hospitalier, maison de soins ou autre.

2. Description de la sexualité et stéréotypes liés à la personne âgée

La sexualité, ou « santé sexuelle » est définie par l`OMS (2002) comme un besoin fondamental de la santé physique et psychologique. Selon la définition officielle, la « santé sexuelle » est également décrite comme « …les droits sexuels de toutes les personnes doivent être respectés, protégés et assurés… », ce qui veut bien dire que toutes les personnes, par exemple, les personnes âgées, souhaitant avoir des relations sexuelles, doivent être accompagnées et rassurées dans leur santé sexuelle. Selon la définition officielle toujours, la « santé sexuelle » est également décrite comme « …aspect central de la personne humaine tout au long de la vie... », donc ici, l`on comprend bien que la sexualité est un besoin, tout comme les besoins primaires tels que l`alimentation ou l`hygiène.

Selon la définition pour la « santé sexuelle », la sexualité « …comprend le sexe biologique, l`identité, le rôle sexuel, l`orientation sexuelle, l`érotisme, le plaisir, l`intimité et la reproduction… » et peut être « …vécue sous forme de pensées, de fantasmes, de désirs, de croyances, d`attitudes, de valeurs, de comportements… » (OMS, 2002).

La définition officielle de l`OMS (2002) décrit donc que la sexualité n`est pas réduite à son aspect de sexualité physique, mais qu`il existe bien diverses interprétations et divers moyens de vivre cette sexualité sous plusieurs formes. Il est donc possible pour les personnes âgées de vivre pleinement leur sexualité, étant donné qu`elle n`est pas que physique, mais qu`une intimité (rapprochement relationnel et spirituel entre deux personnes) est tout aussi importante, surtout dans les couples âgés.

La sexualité est donc reconnue comme étant un besoin qui peut améliorer la qualité de vie (Bauer et al., 2007).
Peu d`articles scientifiques étudient la sexualité des personnes âgées, ce qui montre que la sexualité à un certain âge semble « déranger », qu`il s`agit encore d`un tabou, présent dans notre société (Schlagdenhauffen, 2011). Les articles scientifiques existants traitent la sexualité des personnes âgées comme une sexualité comprenant majoritairement l`acte de pénétration (Bauer et al., 2007), or, comme le définit l`OMS (2002), la sexualité ne comprend pas uniquement la pénétration. Le fait que la sexualité est souvent considérée comme étant le coït, cela réduit considérablement les différentes possibilités d`étudier plus en détails ce sujet dans la vieillesse.

Comme décrit également dans la définition de l`Organisation Mondiale de la Santé en 2002, la sexualité comprend plusieurs domaines, comme le désir, la sensualité et autres et surtout, la sexualité est un besoin fondamental, voir primaire qui maintient une certaine qualité de vie. Dans notre société actuelle, la qualité de vie est un thème qui prend de plus en plus d`importance étant donné que la population devient de plus en plus vieille. Considérant ces faits, la qualité de vie devient alors un sujet dont se préoccupent la population et les articles scientifiques (Kinsella, 2009).

En 1973, Folstein a regroupé des stéréotypes, qui pourraient encore correspondre aux stéréotypes attribués aux personnes âgées de nos jours. Selon Folstein (1973), la fonction sexuelle ne sert qu`à la procréation et donc elle serait proscrite aux personnes âgées, donc au-dessus de 65 ans. Il décrit également que la tension sexuelle se manifeste en réponse à l`attrait physique, et étant donné qu`un corps vieilli ne correspond plus aux critères de beauté de jeunesse, une « vieille » ou « vieux » ne peut alors être considéré comme « sexuellement attractif ou attractive ». Butler et collègues (Butler et al., 1991) ont décrit que selon eux, les personnes âgées se retrouvent dans l`incapacité d`avoir des relations sexuelles même si elles le souhaitaient et qu`elles n`ont pas de désirs sexuels. Ils expliquent que selon eux, les personnes âgées sont trop fragiles pour pouvoir assouvir leurs désirs et qu`il serait même dangereux pour leur santé d`avoir des relations sexuelles. Les personnes âgées ne sont pas attirantes physiquement et le fait de vouloir avoir des relations intimes avec elles, est honteux (Butler et al., 1991).

Par ce fait donc, Folstein (1973) conclut que la tension sexuelle chez les personnes âgées est inexistante et que « l`on aime seulement quand on est jeune » et que le « niveau de fonctionnement optimum » ne fonctionne que chez les jeunes uniquement, alors qu`il a été démontré plusieurs fois que les hommes peuvent continuer à procréer (biologiquement) jusqu`à l`âge de 80 ans et plus et les femmes jusqu`à l`âge de 40 ans, et surtout, il n`a jamais été démontré qu`il y aurait un « âge limite » afin d`avoir des relations sexuelles.

Les stéréotypes sont nombreux, mais il y a des auteurs qui ont décrit le fait que ces stéréotypes peuvent renforcer le sentiment d`isolation chez la personne âgée. Striar et Hoffman (1984) ont décrit qu`il y a une diminution de l`estime de soi ainsi qu`une augmentation de l`isolation des personnes âgées si celles-ci étaient confrontées à des stéréotypes concernant la vie sexuelle dans la vieillesse.

Les auteurs ont, en plus, trouvé que les personnes se retrouvant confrontées d'une façon ou d'une autre à des stéréotypes concernant leur vie sexuelle, développent également des troubles de fonctionnement sexuels (Striar et Hoffman, 1984). De plus, il a été trouvé que les personnes agées sont confrontées à la pression que l'entourage leur met afin d'éviter les relations intimes. A ce moment, beaucoup de personnes, hommes et femmes mettent alors un terme à toutes relations ou désirs sexuels. Ils évitent de s'exprimer d'une façon ou d'une autre sur leurs besoins sexuels et intimes. L'entourage, que ce soit la famille ou même des professionnels qui font des remarques négatives aux personnes âgées sur leur sexualité renforcent les stéréotypes négatifs de la sexualité dans la vieillesse et ainsi, la « dévalorisation du vieillissement » (Striar et Hoffman, 1984).

Dans le paragraphe ci-dessus, il a été sujet de stéréotypes concernant la sexualité des personnes âgées. La définition même d'un stéréotype est primordial à connaitre dans la présente étude, puisqu'un stéréotype peut être considéré comme un mélange de connaissances diverses. Ce mélange de connaissances et représentations concernant un groupe bien spécifique (comme par exemple : les personnes âgées) est donc définit comme un stéréotype (Bruner, Goodnow & Austin, 1956). Dans la présente étude, une des hypothèses comprend le fait que des professionnels de santé, ayant des connaissances spécifiques concernant les personnes âgées devraient avoir une attitude positive de la sexualité dans la vieillesse que des personnes n'étant pas dans le domaine de la santé.

Le prochain chapitre se concentre sur le développement de la sexualité des femmes et hommes ayant atteint un certain âge (plus de 65ans).

2.1. La sexualité : Une question de santé

La sexualité fait donc partie intégrante de la santé physique et mentale, comme l'a souligné Pitaud en 2011. Cependant, comme décrit auparavant, la sexualité des personnes âgées a souvent et est toujours dans notre société actuelle, encore associée à des stéréotypes assez négatifs. Souvent, les relations sexuelles ont été décrites comme étant dangereuses pour les personnes âgées (Foucault, 1976).

La vieillesse est donc souvent associée aux maladies. Effectivement, certaines maladies spécifiques à l'âge se révèlent perturbatrices pour la sexualité des personnes âgées. Souchon

(2009) a décrit un bref résumé des pathologies les plus récurrentes pouvant altérer la sexualité. Toute maladie en relation avec des douleurs somatiques et des maladies en relation avec la mobilité, et plus particulièrement la réduction de la mobilité (exemple : Arthrose). Il arrive que, la personne ayant une de ces maladies ait constamment peur de vivre ces douleurs, peur de se mouvoir au risque de subir les conséquences.

La sexualité est donc mise au placard, par peur de connaitre les douleurs liées aux différents mouvements. De plus, l'aspect psychologique concernant la sexualité est alors diminué fortement, étant donné qu'une personne ayant constamment des douleurs est préoccupé par celles-ci et non par sa vie affective et sexuelle. La relation de couple (à n'importe quelle âge) vit alors quelques changements. Le ou la partenaire se retrouve confronté à une situation dans laquelle elle ou il se trouve « aidant » d'une personne « malade ». Dans ce mémoire, je ne vais pas aborder en détails ce sujet, étant donné qu'il s'agit là d'un thème très précis, qui a sa relation avec le sujet de la sexualité dans la vieillesse.

L'incontinence urinaire (que ce soit chez les femmes ou les hommes) est très handicapante dans la vie sexuelle. Il y a aussi les cancers mammaires et génitaux, surtout les conséquences de ceux-ci qui jouent un rôle important dans la réduction de la vie affective et sexuelle. Les femmes subissant les cicatrices hyperalgiques, les différentes séquelles, les mastectomies, les troubles du désir surtout après hystérectomie (Souchon, 2009).

Les pathologies de la prostate (cancer), les pathologies endocriniennes (comme le diabète ou l'hypothyroïdie, qui a aussi des répercussions sur la vie affective et sexuelle). Les différentes pathologies cardio-vasculaires, neurologiques et respiratoires jouent également leur rôle spécifique dans la réduction ou le changement dans la vie affective et sexuelle (Souchon, 2009)

Qui dit maladie, dit aussi traitement médicamenteux. Ces traitements médicamenteux ont souvent, non seulement des conséquences lourdes sur la physiologie des personnes, mais aussi sur différents aspects de la vie affective et sexuelle. Les principales cités par Souchon en 2009 sont les antiépileptiques, les anti-hypertenseurs, les bétabloquants, les antidépresseurs, la morphine, les antidiabétiques et les chimiothérapies.

La démence est la maladie la plus souvent associée à la vieillesse. Les syndromes démentiels associés aux troubles cognitifs diminuent ou font changer la perception de la sexualité des personnes âgées (Lefebvre & Bodak, 1999)

Ce sont surtout les troubles du comportement (des comportements exubérants, provocateurs et sexuelles) qui apparaissent dans la démence. Derouesne (2005) décrit que ces comportements apparaissent à 2.8% chez des patients dits « déments » qui habitent chez eux et à 3.8% jusqu'à 7% chez des patients institutionnalisés.

Concernant la maladie d'Alzheimer, la désinhibition sexuelle est plutôt rare, car la fréquence de ces comportements se situe à 7% dans les cas de Burns & Jacoby (1990) et à 6% dans les cas de Bruen et al. (2008) Par contre, les « manifestations de tendresse physique » est à 34% dans les cas de Derouesne et al. (1996).

Les mêmes auteurs ont montré une indifférence sexuelle présente dans 76% des cas. Concernant les démences frontotemporales, Miller et al. (1995) ont pu démontrer que la baisse de libido est beaucoup plus fréquente (à 57%).

Dans la plupart des études sur la démence associée à la vie affective et sexuelle, le problème que beaucoup de chercheurs ont rencontré est le fait que ces comportements observés reposent sur des observations principalement faites par la famille ou les professionnels. Ces observations ne peuvent donc pas être considérées comme étant des observations objectives, étant donné qu'ils font objet du jugement direct ou indirect face à la sexualité des personnes âgées (Derouesne, 2009).

Dans ce chapitre, il a beaucoup été question donc de différentes pathologies, de comportements « typiques » liés à certaines pathologies, mais il existe un autre domaine, tout aussi tabou, qui est : la sexualité des personnes âgées présentant un handicap. La population vieillissante, le taux de personnes âgées avec handicap (physique et/ou mental) ne cesse de grimper, étant donné les différentes méthodes d'intervention médicale de la médecine moderne. L'on pourrait se dire que le « simple » fait d'avoir une de ces maladies dû à la vieillesse soit déjà « handicapantes », mais alors associée en plus à un besoin spécifique ? Là, il s'agit d'un sujet encore moins étudié. Le sujet de la sexualité chez la personne polyhandicapée fut déjà étudié par quelques chercheurs, mais associée à la vieillesse, que très peu de recherches scientifiques s'y sont confrontés. Il existe, bien sûr, beaucoup de lien entre le sujet du handicap avec celui de la vieillesse en relation avec la sexualité. Tout comme la vieillesse, le handicap est une définition sociale à laquelle se rapportent également un nombre de stéréotypes. Tout comme pour la vieillesse, il est inimaginable qu'un « handicapé » puisse avoir une sexualité épanouie. Une grande différence observée entre les recherches effectuées sur la relation vieillesse-sexualité et handicap-sexualité, c'est l'accent qui est donné sur la perspective des « autres » sur ces relations-là. L'on demande toujours comment vont les proches, comment travaille le professionnel de santé avec la personne. Par contre, dans les deux cas, on ne connait pas ou que très peu les différences dans les interactions des professionnels dans ces relations.

Comment un professionnel va-t-il agir face à une situation dans laquelle une personne âgée voudrait vivre sa sexualité de façon épanouie, comment ce même professionnel va-t-il réagir face à une situation ou une personne présentant un besoin spécifique voudrait vivre sa sexualité ou encore comment va-t-il réagir face à une personne âgée présentant un besoin spécifique qui voudrait ou qui justement, n'arrive plus à exprimer un besoin, le besoin d'intimité, le besoin de se sentir aimé et/ou le besoin de relations sexuelles. Ceci sont des questions auxquelles on ne peut trouver des réponses tout à fait concrètes, même par le biais de recherches scientifiques, étant donné que ces sujets font face à une forte désirabilité sociale – quel professionnel de santé irait dire qu'il ou elle ne peut concevoir le fait qu'une personne âgée ou handicapée veuille avoir une sexualité épanouie ?

Dans la présente recherche, qui reste un projet pilote, donc qui servira de première approche, il s'agira alors de se concentrer sur la personne âgée ayant ses capacités physiques et mentales, et surtout, les attitudes et connaissances de professionnels.

Dans le prochain sous-chapitre, la différence physiologique (concernant les réactions physiologiques aux stimuli érotiques) des femmes et des hommes est décrite.

2.2.Sexualité des femmes et hommes âgés

Masters et Johnson (1966) sont les premiers auteurs à avoir effectué beaucoup de recherche sur la sexualité des personnes. Les études qu`ils ont mené sur la sexualité dans la vieillesse a permis de conclure que les réactions physiologiques des personnes âgées sont différentes que chez les personnes plus jeunes, mais que la sexualité est tout à fait possible et agréable dans la vieillesse.

Masters et Johnson (1966) ont ainsi décrit l`évolution de la réponse sexuelle pour les hommes et les femmes. Chez les jeunes femmes, les mamelons entrent en érection lors d`une stimulation sexuelle. La même érection est décrite chez les femmes plus âgées (de plus de 65 ans). De plus, chez les jeunes femmes, les seins augmentent en taille alors que chez les femmes âgées, cette réaction est diminuée en intensité. L`appareil urinaire est un élément important dans la réponse sexuelle.

Selon Masters et Johnson (1966), il y a une dilatation du méat urinaire durant l`orgasme chez les jeunes femmes et chez les femmes plus âgées, ce méat reste ouvert durant l`orgasme. Le rectum réagit aussi durant l`orgasme, il se contracte chez les jeunes femmes et cette contraction est diminuée chez les femmes âgées. La sensibilité du clitoris est très présente autant chez les jeunes femmes que chez les femmes plus âgées. Les grandes et petites lèvres font partie intégrante de la sexualité des femmes. Les grandes lèvres se séparent chez les jeunes femmes et chez les femmes âgées, cette séparation est diminuée. Les petites lèvres changent de couleur chez les jeunes femmes, celles-ci deviennent rouge vif et devienne plus foncées encore juste avant un orgasme. Chez les femmes plus âgées, l`intensité de ces changements de pigmentation est réduite. En ce qui concerne les changements liés au vagin, le vagin d`une jeune femme est très striée, la lubrification survient très rapidement après une stimulation sexuelle et le vagin change de couleur, comme les grandes lèvres, il vire vers le violet-rouge. Le vagin se rétrécit assez fortement chez les jeunes femmes. Le vagin se contracte plusieurs fois durant l`orgasme, puis s`affaisse pour pouvoir reprendre sa position initiale. Chez les femmes âgées, les parois du vagin sont très minces, le vagin n`est pas ou que très peu strié. La couleur est moins vive que chez les jeunes femmes, il se lubrifie plus tard (la lubrification peut durer plus de 3 minutes). Le nombre de contractions vaginales est réduit chez les femmes plus âgées et l`affaissement reste assez rapide après un rapport.

Concernant les changements sexuels chez les hommes âgés, Masters et Johnson (1966) ont décrit plus de comportements différents des jeunes hommes. Les hommes âgés présentent, tout comme chez les femmes, des réactions concernant les mamelons ou le rectum. Les mamelons des hommes présentent tout comme chez les femmes, une certaine érection. Chez les hommes âgés, cette réponse est diminuée. Les jeunes hommes présentent des contractions musculaire d`une intensité variée, surtout durant l`orgasme, alors que les hommes âgés présentent ces contractions de façon moins accrue. Au niveau du rectum, les contractions chez les jeunes hommes sont présentes durant l`orgasme. Chez les hommes plus âgés, ces contractions diminuent seulement en fréquence, étant donné que l`orgasme est moins intense chez les hommes âgés.

Au niveau du pénis, l`érection chez les jeunes hommes est très rapide, étant donné qu`il y a érection après stimulation entre 3 et 5 secondes. Le gland du pénis change de couleur durant l`érection et l`éjaculation est assez puissante, due aux contractions musculaires durant l`orgasme. Chez les hommes âgés, l`érection, même au bout d`une stimulation de quelques secondes, n`est pas complète. Cette situation arrive souvent quand les hommes atteignent les 50 ans. Le changement de couleur du gland du pénis n`est pas si présente que chez les jeunes hommes. Les éjaculations sont ressenties différemment par les hommes plus âgés, étant donné que les contractions musculaires de l`orgasme sont moins présentes que chez les jeunes hommes.

2.3. La sexualité des personnes âgées en institution – vécue par les professionnels

La population vieillissante, de plus en plus de cas de veuvage apparaissent. Au début de la retraite, les personnes âgées vivent souvent à deux (7 personnes de 60-79 ans sur 10 sont en couple) (Delbès & Gaymu, 2001).

Dépendant de l'état de santé, les personnes âgées sont alors institutionnalisées.
Comme décrit précédemment, la sexualité est un besoin primaire présent chez toute personne, peu importe l'âge.
A l'hôpital, dans une maison de soins, ou que ce soit une autre institution, l'intimité ne peut être vécue de la même manière. Le corps de la personne âgée perd, souvent, dans les soins, toute forme de pudeur, exposant le corps malade. D'un côté, le personnel veille à préserver l'intimité de la personne en la couvrant de draps, en utilisant des paravents pour les moments de soins d'hygiène, mais en même temps, c'est la personne âgée qui « subit » les différents moments de ces soins, qui sont intimes, puisqu'ils touchent de près ou de loin à l'intimité de la personne (Vézina, 1994). De plus, Vézina décrit que « le résident âgé est soumis aux valeurs religieuses, aux mythes et à l'anxiété du personnel ».

Selon l'étude de Laforestrie & Geoffre (1997), la majorité des personnes âgées sont dans un état de prophétie auto-réalisatrice, étant donné que leur comportement, au bout d'un certain temps passé dans l'institution, correspond à l'image de la personne âgée qui n'a pas de vie affective ou sexuelle. Ce que les auteurs ont aussi pu démontrer, est que les personnes âgées sont sensibles au fait que l'institution leur renvoie un sentiment de solitude et que ce sentiment leur est également renvoyé par les professionnels de santé et par leurs familles.

Une étude menée par Lalu-Fraisse en 1999 montre que les enfants de personnes âgées ont une attitude restrictive concernant la sexualité de leurs parents, alors que le contraire est présent chez les petits-enfants. L'explication réside dans le fait que « l'image du parent » est asexuée (Hardy, 2004).

Après avoir brièvement cités des situations de la vie quotidienne de soignants en relation avec l'intimité des personnes âgées, il est intéressant de s'intéresser à la relation soignant-soigné. Ce mémoire n'ira pas à traiter cette relation en détail, mais il est intéressant d'en parler afin de pouvoir faciliter le lien avec les attitudes et les connaissances des professionnels de santé par rapport à la sexualité des personnes âgées, et dans ce cas, des patients âgés.

La relation soignant-soigné s'est développée durant ces dernières années. De nos jours, les professionnels de santé sont formés à entretenir une relation avec le soigné, certes professionnelles, mais en tenant compte des besoins personnels, psychologiques et sexuelles de celui-ci (Dionne, 2007).

Dionne décrit que le « toucher » procure aux personnes âgées institutionnalisés un bien-être physique et psychologique. Les soins ne sont plus stigmatisés comme étant une série de gestes techniques, mais il s'agit d'une situation de rencontre entre deux personnes et l'occasion de se confier, de parler, de communiquer un mal-être ou un besoin.

Justement, en parlant de « toucher », on parle du contact de la peau sur la peau. Beaucoup de soignants sont formés à porter des gants pour effectuer les soins d'hygiène, et de les garder surtout pour la toilette intime. De nos jours, les soignants sont encouragés à faire les soins d'hygiène, en utilisant les gants uniquement pour les soins spécifiques (et les soins intimes). Michon et al. (2009) ont démontré, dans leur étude, que des élèves infirmiers ont un autre sens du mot toilette et s'ils ont des difficultés lors de ces soins. Les questions qui sont récurrentes chez les élèves infirmiers sont effectivement les questions de dignité, de pudeur et d'intimité. La peur est présente, peur de prendre une place particulière dans l'intimité de la personne, personne souvent alitée, « sans défense », ce qui renvoie à une importante « régression » de la personne, une importante intrusion dans la pudeur. La toilette est une situation de « gêne mutuelle » (Michon et al., 2009)

Ce moment très intime de la toilette peut effectivement être perçue comme une « invitation sexuelle » selon Dionne (2007). 25% des hommes âgés institutionnalisés ont, par la suite d'une toilette, eu des comportements désinhibés (langage sexuel, geste sexuel déplacé) (Dionne, 2007). Les réactions des soignants sont souvent réduites à la banalisation, faisant des blagues et rigolant alors face à ce genre de comportements. Si le soignant se sent mal face à ces comportements, il va commencer, sans commencer nécessairement par le dialogue, par éviter la personne. Le soignant ou la soignante qui se sent mal face au patient ou la patiente va alors déléguer la situation (Dionne, 2007). D'autres soignants, qui n'acceptent pas non plus ce genre de comportements, vont tout simplement décrire ces situations comme des situations auxquelles ils doivent faire face, sans pouvoir rien faire.

Une enquête de Thibaud & Hanicotte (2007) a montré qu'il semble difficile pour les professionnels de santé de s'imaginer qu'il puisse encore exister des pulsions sexuelles chez des personnes âgées. 30% des professionnels de santé expliquent qu'ils contactent les membres de la famille quand le ou la patiente montre des comportements sexuels. Une majorité de professionnels de santé disent utiliser les méthodes d'évitement et de non verbalisation face à ces situations. En résumé, ces enquêtes ont montré qu'il existe autant de représentations de la sexualité des personnes âgées qu'il existe d'individus.

Dans le prochain sous-chapitre, plusieurs études concernant justement les connaissances et les attitudes des professionnels de santé seront présentés.

2.4. La sexualité des personnes âgées dans la recherche

Il existe plusieurs recherches concernant la sexualité des personnes âgées, surtout concernant les habitudes sexuelles de ceux-ci. Par contre, peu de recherches ont été effectuées sur le sujet des attitudes ou perceptions d'autrui sur la sexualité des personnes âgées.

Grace au questionnaire, ASKAS, raccourci pour Aging Sexuality and Knowledge Attitude Scale) Hillman & Stricker (1996) ont montré qu'au sein d'un établissement de soins gériatrique, plus la position hiérarchique est grande, plus le professionnel de santé avait une attitude dite plus « restrictive ». En 2007, Bouman et al., ont constaté que les professionnels travaillant à domicile étaient plus « permissifs » que ceux travaillant en maison de soins. Pourtant, aucune réelle explication n'a pu être donnée suite à ces constatations.

Une étude sur les connaissances et attitudes concernant la sexualité des personnes âgées fut également traitée en Corée (Kyung-Ja, 2007). Pour cette étude, l'ASKAS fut également utilisé. Tout d'abord, elle fut traduite en coréen. 95 participants (39.4%) avaient entre 18 et 34 ans (hommes 41,6% et femmes 30,8%). 72 participants (29,9%) avaient entre 35 et 59 ans (hommes 29.2% et femmes 30.8. 74 participants (30 ;7%) avaient plus de 65 ans (hommes 29.2 et femmes 32.7%).

Il est à noter que la profession ne fut pas demandée aux participants, étant donné qu'il s'agissait d'analyser les connaissances et attitudes d'individus ne travaillant pas spécifiquement dans le milieu médical, paramédical ou social.

82% des participants pensent qu'être actif sexuellement peut être bénéfique pour les personnes âgées, par contre, 69.1% pensent que les activités sexuelles augmentent le risque de crise cardiaque (Kyung-Ja, 2007). 69.8% ont répondu de façon incorrecte à la question « la masturbation a des effets bénéfiques (...) ». La majorité des participants sont d'accord avec le fait que la formation des professionnels est primordiale pour pouvoir faciliter, ou, au moins, essayer de répondre aux différents besoins affectifs et sexuels des personnes âgées.

Dans l'étude de (Kyung-Ja, 2007), aucune significativité des résultats n'a pu être démontré entre les connaissances de personnes sur la sexualité des personnes âgées (t=1.100, p=.270, F=1.006, p=.367). Les participants masculins ayant plus de 65 ans ont montré des connaissances plus élevées que les participantes féminines de la mémé catégorie d'âge (sans significativité).

Dans l'étude de Chapman (1999), reprenant également l'ASKAS, il y a eu une corrélation négative en l'échelle de connaissances et de celle des attitudes, indiquant, que, plus les connaissances augmentent, plus l'attitude devient permissive, donc moins restrictive. Il y a avait également une relation positive entre les connaissances et l'âge, plus l'âge augmente, plus de connaissances la personne avait. Par contre, dans la même étude de Chapman (1999), il n'y a eu aucune évidence concernant une relation significative entre les années d'expérience, l'âge et le sexe par rapport aux connaissances liés à la sexualité des personnes âgées.

Il est à noter que, dans les pays germanophones, aucune recherche n'a pu être trouvée sur le sujet concernant les attitudes et les connaissances des professionnels par rapport à la sexualité des personnes âgées.

2.5. Méthodes de soutien à la sexualité de la personne âgée

Concernant la partie des méthodes de soutien à la sexualité des personnes âgées, cette recherche aimerait traiter les différentes méthodes pratiques qu'un professionnel de santé pourrait utiliser au sein de son travail. De plus, la présente recherche aimerait connaitre le degré d'importance évalué par les différents participants pour certaines méthodes.

Afin d'évaluer l'importance de certaines méthodes concernant la stimulation ou le soutien à la sexualité des personnes âgées, il n'existe aucune recherche se consacrant uniquement aux différents moyens mis en place concrètement en pratique pour venir au besoin des personnes âgées. Dans les différentes recherches, l'accent est mis sur les attitudes, les connaissances du professionnel de santé, mais concernant la mise en pratique, il s'agit de tout autre chose.

Dans les prochains chapitres, il sera décrit comment est construit le questionnaire en rapport avec les différentes méthodes de soutien à la sexualité.

3. Hypothèses

Concernant ce chapitre, plusieurs courtes questions de recherches et hypothèses sont formulés.

Voici donc, résultant des différentes recherches, les questions de recherche posées :

1. Y a-t-il une relation positive entre la profession exercée et l'attitude envers la sexualité des personnes âgées ?
2. Y a-t-il une relation positive entre la profession exercée et les connaissances concernant la sexualité des personnes âgées ?
3. Y a-t-il une relation positive entre l'âge d'expérience et l'attitude envers la sexualité des personnes âgées ?
4. Y a-t-il une relation positive entre l'âge d'expérience et les connaissances concernant la sexualité des personnes âgées ?
5. Y a-t-il une relation positive entre le sexe du professionnel et l'attitude envers la sexualité des personnes âgées ?
6. Y a-t-il une relation positive entre le sexe du professionnel et les connaissances concernant la sexualité des personnes âgées ?
7. Y a-t-il une relation positive entre l'institution dans laquelle exerce le professionnel et l'attitude envers la sexualité des personnes âgées ?
8. Y a-t-il une relation positive entre l'institution dans laquelle exerce le professionnel et les connaissances concernant la sexualité des personnes âgées ?
9. Y a-t-il une relation positive entre le choix de certaines méthodes de soutien de la sexualité et l'âge d'un professionnel ?
10. Y a-t-il une relation positive entre le choix de certaines méthodes de soutien de la sexualité et le sexe d'un professionnel ?
11. Y a-t-il une relation positive entre le choix de certaines méthodes de soutien de la sexualité et la profession d'un individu ?
12. Y a-t-il une relation positive entre le choix de certaines méthodes de soutien de la sexualité et l'institution dans laquelle travaille un individu ?

Mes hypothèses se formulent comme suit :

1. H1 : Les individus ayant des postes hiérarchiquement plus élevés ont une attitude plus permissive concernant la sexualité des personnes âgées.
2. H2 : Les individus ayant des postes hiérarchiquement plus élevés ont plus de connaissances concernant la sexualité des personnes âgées que les individus ayant des postes placés plus bas dans une hiérarchie professionnelle.
3. H3 : Les individus ayant beaucoup d'expérience ont une attitude plus permissive envers la sexualité des personnes âgées que les individus avec moins d'années d'expérience.
4. H4 : Les individus ayant beaucoup d'expérience ont de meilleures connaissances concernant la sexualité des personnes âgées que les individus avec moins d'années d'expérience.
5. H5 : Les femmes ont une attitude plus permissive que les hommes concernant la sexualité des personnes âgées.
6. H6 : Les femmes ont de meilleures connaissances que les hommes concernant la sexualité des personnes âgées.
7. H7 : Les individus travaillant dans le milieu hospitalier ont une attitude plus restrictive par rapport à la sexualité des personnes âgées que les individus travaillant dans un autre milieu.
8. H8 : Les individus travaillant dans le milieu hospitalier ont plus de connaissances concernant la sexualité des personnes âgées que les individus travaillant dans un autre milieu.
9. H9 : Dépendant l'âge du professionnel de santé, celui-ci choisira une méthode de soutien à la sexualité différente d'un autre professionnel.
10. H10 : Dépendant du sexe du professionnel de santé, celui-ci choisira une méthode de soutien à la sexualité différente de l'autre sexe.
11. H11 : Dépendant de la profession d'un individu, celui-ci choisira une méthode de soutien à la sexualité différent d'un autre.
12. H12 : Dépendant de l'institution dans laquelle un individu travaille, celui-ci choisira une méthode de soutien à la sexualité différente d'un autre individu travaillant dans un autre type d'institution.

De plus, d'autres relations entre variables seront analysées ultérieurement.

Dans les prochains chapitres seront décrits les différentes méthodologies, les différents questionnaires utilisés afin de connaitre les relations entre les variables.

4. Méthodologie

4.1. Opérationnalisation des hypothèses

Dans cette recherche, il y trois grandes variables dépendantes, qui sont : l'attitude envers la sexualité des personnes âgées, les connaissances concernant la sexualité des personnes âgées et le choix de l'importance des méthodes de soutien pour la sexualité des personnes âgées.
Ces trois grandes variables sont dépendantes, étant donné qu'elles dépendent des différentes variables indépendantes, telles que le sexe, l'âge, la nationalité, la profession, l'état civil et autres variables socio-démographiques.

Afin d'opérationnaliser les hypothèses surtout, il a été nécessaire de savoir pourquoi utiliser l'ASKAS et surtout, la construction d'un petit questionnaire supplémentaire concernant le choix de certaines méthodes de soutien à la sexualité était primordiale, étant donné qu'il s'agissait d'un point que la présente recherche voulait également traiter.

4.2. Description de l`échantillon

Concernant les informations sociodémographiques, le questionnaire demande aux participants d`indiquer leur âge, le sexe, l`état civil, la nationalité et la profession.
Afin de pouvoir tester les hypothèses, deux autres questions furent rajoutées dans les questions sociodémographiques. Tout d`abord, les participants ont alors été demandé d`indiquer le type d`institution dans lequel ils travaillent ainsi que de préciser la durée.

752 personnes ont appuyé sur le lien de l`étude, 172 personnes avaient commencé à remplir le questionnaire, mais n`ont pas répondus à toutes les questions. Enfin, 100 participants ont été retenus pour le traitement des informations.

Sur 100 participants, 74 personnes sont des femmes (74%, SD = .44) et 26% sont des participants masculins. Sur 100 participants, la majorité des personnes sont âgés entre 25 et 34 ans (38%, SD= 1.31). 44% des participants sont célibataires et 33% sont mariés (SD= 1.03). Concernant la nationalité, une très grande majorité des participants sont luxembourgeois (68%, SD= 1.25).

Concernant la profession, la majorité des participants ont indiqué exercer la profession d`infirmier (17%, SD= 9.06), 14% sont psychologues, 13% ont indiqué qu`ils exercent une « autre » profession et 8% sont aides-soignants. Pour ce qui est des autres professions, un tableau de statistiques descriptives montrera un ensemble des résultats détaillés.

22% des participants travaillent dans un hôpital (SD= 1.64), mais la majorité des personnes ont indiqué travailler dans une autre institution (39%). 18% travaillent dans une maison de soins et 12% dans un réseau d`aides et de soins à domicile.

La majorité des participants ont indiqué travailler depuis 2 à 5 ans dans une institution ou structure spécifique (26%, SD= 1.89), 19% ont indiqué travailler depuis 5 à 10 ans et 16% depuis 10 à 20 ans. Pour ce qui est des autres résultats, un tableau de statistiques descriptives montrera un ensemble des résultats détaillés.

4.3. Questionnaires

L`ASKAS (Aging Sexuality Knowledge and Attitudes Scale) est un questionnaire élaboré par White (1982) afin d`évaluer les connaissances et attitudes de personnes face à la sexualité des personnes plus âgées.

L'ASKAS comprend 61 items, dont 35 qui sont à répondre par « vrai ou faux » et 26 items sont à répondre grâce à une échelle de Likert (7-point Likert scale) avec laquelle le ou la participante choisit le degré de correspondance avec l'affirmation.
Les 35 premiers items correspondent à la mesure de la connaissance sur la sexualité des personnes âgées. Les 26 autres items correspondent à la mesure des attitudes concernant la sexualité des personnes âgées. Alpha de Cronbach original de White en 1982 est à .91 pour le facteur de l'attitude et à .86 pour le facteur des connaissances.

Concernant donc le premier facteur, le facteur de la connaissance, les scores se situent entre un minimum de 35 et un maximum de 105 points. Pour le second facteur, le facteur des attitudes, ces scores se situent entre un minimum de 26 et un maximum de 182 points.
Afin d'analyser les données de l'ASKAS, il suffit de faire la somme des réponses, par contre il y a des items à recoder. Un score « bas » (entre 35 et 50points) indique un niveau de connaissance élevé et un score « bas » (entre 26 et 60 points) dans le domaine des attitudes indique une attitude plus permissive.

Pour le facteur de la connaissance, les items à recoder sont le « 1 », le « 9 », le « 10 », le « 14 », le « 17 », le « 20 », le « 30 » et le « 31 ».

Voici les items à recoder pour le facteur « AS connaissances » :

1 « L'activité sexuelle chez les personnes âgées est souvent dangereuse pour leur santé. »
9 « La pratique sexuelle chez les personnes âgées (de plus de 65ans) augmente le risque de crise cardiaque. »
10 « La plupart des hommes de plus de 65 ans sont incapables d'avoir des rapports sexuels. »
14 « La plupart des femmes plus âgées restent sexuellement non réactives. »
17 « Après la ménopause, les femmes ont un besoin physiologique d'activité sexuelle. »
20 « Les hommes et femmes plus âgés ne peuvent pas être partenaires sexuels car les deux ont besoin de partenaires plus jeunes pour être stimulés. »
30 « Une masturbation excessive peut provoquer une apparition précoce de la confusion mentale et de la démence chez les personnes âgées. »
31 « Il y a une perte inévitable de la satisfaction sexuelle chez les femmes ménopausées. »

Pour le facteur « AS attitudes », voici les items à recoder :

44 « Si l'un de mes proches, vivant dans une maison de soins, devait avoir une relation sexuelle avec un autre résident, je voudrais rester en dehors de cela, car ça ne me regarde pas. »
45 « Si je savais qu'une maison de soins a permis et soutenu l'activité sexuelle chez des résidents qui le désiraient, je ne placerais pas mon proche dans cette maison de soins. »

47 « J'aimerais en savoir plus sur les changements du fonctionnement sexuel au cours du vieillissement. »
50 « Je serais en faveur pour des cours d'éducation sexuelle pour les résidents âgés des maisons de soins. »
51 « Je serais en faveur des cours d'éducation sexuelle pour le personnel des maisons de soins. »
52 « La masturbation est une activité sexuelle acceptable pour les hommes âgés. »
53 « La masturbation est une activité sexuelle acceptable pour les femmes âgées. »
57 « Les institutions, telles que les maisons de soins, devraient offrir des possibilités d'interactions sociales entre les hommes et les femmes. »
59 « Les institutions, telles que les maisons de soins, devraient fournir assez d'intimité pour permettre aux résidents de se livrer à des actes sexuels sans craintes d'intrusion ou d'être observé. »

Concernant le questionnaire en rapport avec le choix d'importance de certaines méthodes de soutien liées à la sexualité des personnes âgées, cinq questions ont été créés :

1. Comment considérez-vous l'importance de vivre la sensualité et la sexualité durant la vieillesse ?
2. Si le désir est exprimé, quelle est l'importance que vous accordez aux mesures pratiques soutenant la sexualité durant la vieillesse ?
3. Quelle importance donnez-vous aux mesures suivantes : fournir des vidéos à contenu érotique
4. Quelle importance donnez-vous aux mesures suivantes : stimulation des relations intimes grâce à la mise en place de locaux dans le contexte de la maison
5. Quelle importance donnez-vous aux mesures suivantes : visite aux prostitués

Les réponses varient alors entre « pas du tout important » à « très important », sur une échelle de Likert de 5 points. Plus un participant va montrer une importance haute pour l'utilisation de méthodes au soutien à la sexualité, plus il aura un score élevé, car l'on additionne alors les scores obtenus (« très important » étant le score le plus élevé, c'est-à-dire « 5 », le score maximal que l'on peut obtenir lors de ce questionnaire est alors un score de 30, le score minimal est un score de 5)

La première question est posée dans le but d'avoir déjà un premier aperçu de l'avis des participants. La seconde question se concentre plus sur la sexualité dans la vieillesse, sans mettre l'accent forcément sur un domaine ou une méthode particulière. La troisième question entre plus dans le détail et propose une méthode pratique, qu'un professionnel de santé peut, par exemple, utiliser avec les personnes âgées au sein d'une institution. La quatrième question a pour but de demander aux participants l'importance de changements dans le mobilier ou infrastructure/ architecture de leur habitation afin de stimuler la sexualité chez les personnes âgées. La dernière question concerne la méthode de travailleuse du sexe. L'accompagnement de personnes âgées par des professionnels de santé chez des travailleuse du sexe, ou même, faire venir des travailleuses du sexe au sein d'un établissement. Par contre, au Luxembourg, cette action est punissable, mis à pied d'égalité avec le proxénétisme.

5. Procédé de l`étude

Le questionnaire original (Aging Sexuaity Knowledge and Attitudes Scale, dit ASKAS) fut écrit en anglais, donc une traduction a dû être faite. Le questionnaire fut ainsi établi en deux langues, en français et allemand. Après plusieurs contrôles de la traduction de l`anglais vers le français et l`allemand, le questionnaire fut mis en ligne grâce au programme de www.soscisurvey.de, un site internet permettant de mettre en ligne une telle étude.

En tant qu`introduction, le participant voit un texte lui expliquant qu`il s`agit d`une étude qui se consacre à la sexualité des personnes âgées. Le texte d`introduction explique au participant que les questions se rapportent à la situation professionnelle et démographique. Enfin, le texte introduit le fait que les questions se réfèrent à différents aspects de la sexualité dans la vieillesse chez les hommes et femmes. Concernant la dernière partie de l`étude, le participant voit dans l`introduction qu`il ou elle devra répondre à des questions se rapportant au soutien à la satisfaction des besoins sexuels, ainsi qu`au soutien de l`intimité et la sensualité.
De plus, le texte d`introduction décrit que le traitement du questionnaire complété prendra environ une vingtaine de minutes. L`anonymat et la confidentialité du traitement des réponses leur est garanti.

Concernant le recrutement de participants, des messages électroniques furent envoyés à multiples infrastructures pour personnes âgées. De plus, des messages sur le site internet

« Facebook » furent utilisés. Le lien vers le questionnaire en ligne fut ainsi partagé sur les réseaux sociaux, et ce, dans différents groupes.

Voici donc la liste non exhaustive d'institutions auxquels le questionnaire s'est adressé :

4. Bertrange – Maison de soins Les Parcs du Troisième Age
5. Bettembourg – Maison de soins An de Wisen
6. Clervaux – Home pour personnes agées St. François
7. Contern – Seniorie St Zithe Contern
8. Diekirch – Maison de soins Sacré-Cœur Diekirch
9. Differdange – SERVIOR Differdange
10. Echternach – SERVIOR Schleeschen
11. Erpeldange – Maison de séjour et de soins Beim Goldknapp
12. Ettelbruck – Centre Pontalize
13. Luxembourg – Hospice de Hamm
14. Pétange – Seniorie St Joseph Pétange
15. Schifflange – Maison de soins Am Schmettbesch
16. Bettembourg – Centre psychogériatrique Rousegaertchen
17. Dudelange – Foyer de jour Vila Rebou
18. Esch – Centre psychogériatrique Espérance
19. Remich – Syrdall Remich
20. (…)

Les institutions choisies étaient donc principalement des services hospitaliers, des centres psychogériatriques, des maisons de soins et des réseaux d'aides et de soins à domicile.

Soit, ces institutions furent contactées directement par le biais d'un coup de téléphone ou d'un envoi d'un courriel, ou, par le biais d'un « poste » sur un « groupe facebook ».

L'utilisation des réseau sociaux fut beaucoup pris en compte dans cette recherche afin de gagner du temps par rapport au recrutement de participants.

6. Résultats

6.1. Traitement des informations

Les résultats furent traités avec l`aide du programme « IBM SPSS Statistics 22 ». Le fichier SPSS fut téléchargé à partir du site internet www.soscisurvey.de .

Quatre nouvelles variables furent créées :
Pour le questionnaire ASKAS, la variable « ASKAS_connaissances » reprend les résultats pour l`échelle se référant aux connaissances des professionnels par rapport à la sexualité des personnes âgées. Une seconde variable pour ce questionnaire fut créée, la variable « ASKAS_attitudes » se réfère aux attitudes des professionnels par rapport à la sexualité des personnes âgées.

Pour le second questionnaire se consacrant aux différentes méthodes de soutien pour la sexualité des personnes âgées fut établie une variable nommée « ME_méthodes » qui reprend donc les résultats des participants obtenus à cette échelle.

Une autre analyse fut effectuée dès le début du traitement des résultats, reconnaitre les « missing values », autrement dit, les valeurs manquantes dans le fichier SPSS. Une fois le fichier revu, il restait exactement 100 participants dans l`échantillon pour lesquels le traitement des résultats était faisable.
Une fois les « missing values » reconnu, une analyse par boxplots pour reconnaitre les « outliers » fut effectuée. Les « outliers » correspondent aux participants ayant répondus en-dehors de la cohorte. Cette analyse fut effectuée pour les nouvelles variables.

Pour la variable « ASKAS_connaissances », furent trouvés deux « outliers » (Sujet 95 et sujet 48). Pour la variable « ASKAS_attitudes », furent trouvés cinq « outliers » (sujet 81, sujet 64, sujet 87, sujet 89 et sujet 4). Concernant la variable « ME_méthodes », deux « outliers » furent trouvés (sujet 84 et sujet 52).

Les analyses statistiques furent donc effectuées une fois en impliquant ces « outliers » et une fois en les excluant du fichier SPSS.

Les autres traitements statistiques seront détaillés dans les prochains chapitres se référant aux statistiques inférentielles et autres.

6.2.Statistiques descriptives

Dans ce chapitre, les statistiques descriptives seront présentées sous forme de tableaux détaillés.

Le premier tableau de statistiques descriptive reprend les différentes réponses obtenues pour l`âge des participants. La majorité des participants a entre 25 et 34 ans.

Age			
Cotation	**Réponse**	**Fréquence**	**Pourcentage**
1	Moins de 18 ans	0	0
2	Entre 20 – 24 ans	14	14
3	Entre 25 – 34 ans	38	38
4	Entre 35 – 44 ans	16	16
5	Entre 45 – 54 ans	16	16
6	Entre 55 – 64 ans	16	16
7	65 ans et plus	0	0
N=100			

Tableau 1 : Statistiques descriptives concernant la variable « âge »

Le second tableau de statistiques descriptives reprend les différentes réponses obtenues pour le sexe des participants. La majorité des participants est de sexe féminin.

Sexe			
Cotation	**Réponse**	**Fréquence**	**Pourcentage**
1	masculin	26	26
2	féminin	74	74
N=100			

Tableau 2 : Statistiques descriptives concernant la variable « sexe »

Le troisième tableau de statistiques descriptives reprend les différentes réponses obtenues pour l`état civil des participants. L'état civil qui apparait le plus souvent est « célibataire » à 44%.

État civil			
Cotation	**Réponse**	**Fréquence**	**Pourcentage**
1	Célibataire	44	44
2	Marié(e)	33	33
3	Divorcé(e)	10	10
4	Pacsé(e)	13	13
5	Veuf/ veuve	0	0
N=100			

Tableau 3 : Statistiques descriptives concernant la variable « état civil »

Le quatrième tableau de statistiques descriptives reprend les différentes réponses obtenues pour la nationalité des participants.

Nationalité			
Cotation	**Réponse**	**Fréquence**	**Pourcentage**
1	Luxembourgeoise	68	68
2	Française	17	17
3	Belge	3	3
4	Allemande	7	7
5	Portugaise	3	3
6	Italienne	1	1
7	Autre	1	1
N=100			

Tableau 4 : Statistiques descriptives concernant la variable « nationalité »

Le cinquième tableau de statistiques descriptives reprend les différentes réponses obtenues pour la profession des participants.

Profession			
Cotation	**Réponse**	**Fréquence**	**Pourcentage**
1	Médecin généraliste	**1**	**1**
2	Médecin spécialiste	**0**	**0**
3	Éducateur diplômé	**6**	**6**
4	Éducateur gradué	**6**	**6**
5	Aide socio-familiale	**1**	**1**
6	Aide-soignant	**8**	**8**
7	Assistant d`hygiène sociale	**1**	**1**
8	Assistant social	**3**	**3**
9	Assistant technique médical en chirurgie	**0**	**0**
10	Assistant technique médical en laboratoire	**2**	**2**
11	Assistant technique médical en radiologie	**1**	**1**
12	Auxiliaire de vie	**1**	**1**
13	Diététicienne	**0**	**0**
14	Ergothérapeute	**2**	**2**
15	Infirmière	**17**	**17**
16	Infirmier anesthésiste	**7**	**7**
17	Infirmier pédiatrique	**0**	**0**
18	Infirmier gradué	**7**	**7**
19	Infirmier en psychiatrique	**3**	**3**
20	Laborantin	**0**	**0**
21	Masseuse/kinésithérapeute	**0**	**0**
22	Orthophoniste	**2**	**2**
23	Orthoptiste	**0**	**0**
24	Pédagogue curatif	**0**	**0**
25	Podologue	**0**	**0**
26	Psychologue	**14**	**14**
27	Psychothérapeute	**2**	**2**
28	Rééducateur en psychomotricité	**2**	**2**
29	Sage-femme	**1**	**1**
30	Autre	**13**	**13**
N= 100			

Tableau 5 : Statistiques descriptives concernant la variable « profession »

Pour la réalisation des statistiques inférentielles, huit professions seront utilisées dans le traitement des informations. Ces huit professions correspondent aux professions avec le plus grand nombre de réponses.

Professions à utiliser pour les statistiques inférentielles	
Fréquence	**Profession**
17	Infirmier
14	Psychologue
13	Autre
8	Aides-soignants
7	Infirmier anesthésiste
7	Infirmier gradué
6	Éducateur diplômé
6	Éducateur gradué
N= 78	

Tableau 6 : Statistiques descriptives concernant la variable « profession » - échantillon utilisé

Le septième tableau traite de la variable « institution ».

	Institution		
Cotation	**Réponse**	**Fréquence**	**Pourcentage**
1	Hôpital	22	22
2	Maison de soins	18	18
3	Centre psycho gériatrique	9	9
4	Réseau d'aides et de soins à domicile	12	12
5	Autre	39	39
N= 100			

Tableau 7 : Statistiques descriptives concernant la variable « institution »

Le huitième tableau traite de la variable « temps », donc le nombre d'années d'expérience dans une institution.

	Temps		
Cotation	**Réponse**	**Fréquence**	**Pourcentage**
1	Depuis moins de 6 mois	12	12
2	Entre 6 mois et 1 an	8	8
3	Depuis 1 à 2 ans	8	8
4	Depuis 2 à 5 ans	26	26
5	Depuis 5 à 10 ans	19	19
6	Depuis 10 à 20 ans	16	16
7	Depuis 20 à 30 ans	6	6
8	Depuis plus de 30 ans	5	5
N= 100			

Tableau 8 : Statistiques descriptives concernant la variable « temps »

	Données statistiques descriptives				
	Min.	*Max.*	*M*	*SD*	*αCronbach*
Informations sociodémographiques					
Age	2	6	3.82	1.31	
Sexe	1	2	1.74	.44	
État civil	1	4	1.92	1.03	
Nationalité	1	7	1.67	1.25	
Profession	1	30	16.85	9.06	
Institution	1	5	3.28	1.64	
Temps	1	8	4.29	1.89	
Questionnaires					
ASKAS_connaissances	38.00	97.00	57.74	11.56	.88
ASKAS_attitudes	63.00	121.00	88.66	10.12	.86
ME_méthodes	8.00	26.00	18.80	3.32	.72

Tableau 9 : Statistiques descriptives – données pour les informations sociodémographiques et questionnaires

6.3.Corrélations

Ci-dessous, un tableau relevant les différentes corrélations sur l'ensemble de la base de données.

Corrélations pour l'ASKAS connaissances																
		AS02	AS04	AS07	AS13	AS17	AS21	AS22	AS23	AS25	AS26	AS27	AS28	AS29	AS30	AS32
1	**Age**										.23*				.20*	
2	**Sexe**											.19*				
3	**Nationalité**	.22*	.20*			.21*			-.23*							.24*
4	**Etat civil**				.23*											
5	**Profession**													-.19*		
6	**Institution**	.23*		.22*				.21*					.20*			
7	**Temps**						-.21*			.19*	.24*				.29*	
N= 100																

** Correlation is sign. at the 0.01 level (2-tailed)
*Correlation is sign. at the 0.05 level (2-tailed)

Corrélations pour l'ASKAS attitudes													Corrélations pour ME_méthodes		
		AS38	AS42	AS43	AS44	AS45	AS46	AS54	AS56	AS58	AS60	AS61	ME03	ME04	ME05
1	**Age**										-.23*	-.25**		-.24*	
2	**Sexe**												.20*		
3	**Nationalité**	-.20*						.24*							
4	**Etat civil**														
5	**Profession**		-.24*	-.21*		.25*	-.25*		-.21*	-.20*			-.19*		-.20*
6	**Institution**														
7	**Temps**				-.24*										
N= 100															

** Correlation is sign. at the 0.01 level (2-tailed)
*Correlation is sign. at the 0.05 level (2-tailed)

Tableau 10 : Corrélations sur l'ensemble de la base de données

La variable "âge" a une corrélation avec l'item « Un facteur importante du maintien de la réponse sexuelle chez l'homme vieillissant la régularité de l'activité sexuelle tout au long de la vie ». Une majorité de 50% sur l'ensemble des personnes, sans discriminer les âges ont répondu « vrai » à cet item, ce qui est juste. Entre 25 et 34 ans étaient à 22% à répondre « vrai » à cette affirmation. Il est à noter que la majorité de l'échantillon a entre 25 et 34 ans, ce qui voudrait dire que ces corrélations ne sont pas vraiment à interpréter.

La même variable a une corrélation avec l'item « Il y a une perte inévitable de la satisfaction sexuelle chez les femmes ménopausées ». Cette affirmation est fausse, et effectivement, les personnes âgées entre 25 et 34 ans étaient à 24% à répondre « Faux ». Une majorité de 69% ont répondu « faux » à cette affirmation.

Ensuite, la variable « âge » a une corrélation avec l'item « Si les proches d'un veuf ou d'une veuve sont contre le fait que celui-ci ou celle-ci ait une relation sexuelle avec un autre résident de la maison de soins, la direction, et l'équipe soignant a pour obligation de mettre en place des mesures permettant d'empêcher cette relation ». Une majorité de 66% sur l'échantillon ont répondu qu'ils n'étaient pas du tout d'accord. Les personnes entre 25 et 34 ans ont répondu à 21% qu'ils n'étaient pas du tout d'accord avec cette affirmation relative à l'attitude.

La variable « âge » présente une corrélation avec l'item « Les relations sexuelles en dehors du mariage sont toujours une mauvaise chose ». Sur l'ensemble de l'échantillon, 50% ont répondu qu'ils n'étaient pas du tout d'accord avec cette affirmation relative à l'attitude. Les personnes âgées entre 25 et 34 ans ont répondu à 17% qu'ils n'étaient pas du tout d'accord et 6% ont répondu qu'ils étaient d'accord avec le fait qu'une relation sexuelle en dehors du mariage est une chose négative.

Enfin, la variable « âge » a une corrélation avec l'item « Quelle importance accordez-vous aux mesures suivantes ? – stimulation des relations intimes grâce à la mise en place de locaux dans le contexte de la maison ». Sur l'ensemble de l'échantillon, 40% ont répondu qu'ils trouvaient cette méthode très importante, 39% ont répondu qu'ils la trouvaient « importante », et 13% étaient indécis. Concernant les personnes âgées entre 25 et 34 ans, 17% ont trouvé cette méthode très importante ainsi que 14% la trouve très importante.

La variable « sexe » présente aussi plusieurs corrélations entre variables. Une première corrélation avec l'item « Un facteur important du maintien de la réponse sexuelle chez l'homme vieillissant est la régularité de l'activité sexuelle tout au long de la vie ». Comme une majorité de l'échantillon est composé de femmes (74%) et 26% de participants masculins, la même problématique se pose que pour la variable « âge ». Malgré le fait qu'il existe des corrélations avec significativité, une interprétation n'est pas si évidente. 33% des femmes et 5% des hommes ont répondu « je ne sais pas » à cette affirmation. 17% des femmes et 9% des hommes ont répondu « faux » et 24% des femmes ainsi que 12% des hommes ont répondu « vrai » à cette affirmation.

La prochaine affirmation qui présente une corrélation entre la variable « sexe » est l'item concernant les différentes méthodes « fournir des vidéos à contenu érotique ». 28% des femmes ont répondu que c'est important, 27% des femmes et 8% des hommes se montrent indécis ainsi que 8% des femmes et 4% des hommes étaient d'avis que fournir des vidéos à contenu érotique n'était pas important.

Concernant l'état civil, cette variable montre une corrélation avec l'item « l'activité sexuelle peut avoir des bénéfices psychologiques pour la personne âgée ». 42% des participants célibataires ont répondu « vrai », 33% des participants mariés et 10% des participants divorcés ont répondu « vrai » à cette affirmation, qui, est effectivement vrai. Par contre, concernant la corrélation pour l'état civil, la même situation se répète, car pour cette variable, il y a une très grande majorité de personnes célibataires ayant participé à l'étude.

La variable de la nationalité présente plusieurs corrélations également avec des items. La première corrélation entre la nationalité et un item : « Les hommes de plus de 65 ans mettent généralement plus de temps que les hommes plus jeunes pour avoir une érection de leur pénis. ». Cette affirmation est juste. 64% de l'échantillon ont répondu vrai et 26% ont répondu qu'ils ne savaient pas. Parmi eux, 49% étaient de nationalité luxembourgeoise et ont répondu vrai ainsi que 13% des luxembourgeois qui ont répondu « je ne sais pas ».

La nationalité présente une corrélation avec l'item « La fermeté de l'érection chez les hommes âgées et souvent inférieure à celle des personnes plus jeunes ». Sur l'échantillon, 51% ont répondu « vrai », 38% ont répondu « faux » et 11% ont répondu « je ne sais pas ». La réponse correcte est vrai. Parmi ces réponses, 41% des personnes qui ont répondu « vrai » » étaient de nationalité luxembourgeoise et les personnes ayant répondu « je ne sais pas » à 21% également. Tout comme pour les autres variables décrites ci-dessous, la significativité de la corrélation n'est pas facilement interprétables, étant donné que la très grande majorité des participants étaient de nationalité luxembourgeoise.

Une autre corrélation entre la nationalité et l'item « Après la ménopause, les femmes ont un besoin physiologique d'activité sexuelle ». Cette affirmation est fausse. 53% de l'échantillon à répondu « faux » et 39% ont répondu « je ne sais pas ». 36% des personnes qui ont répondu « vrai » étaient de nationalité luxembourgeoise et 21% des luxembourgeois ont répondu « je ne sais pas ».

La corrélation suivante est entre la variable nationalité et l'item « Le désintérêt sexuel chez les PA peut être le reflet d'un état dépressif ». Cette affirmation est vrai. 70% de l'échantillon a répondu « vrai » et 17% « faux ».43% des réponses vraies furent données par des participants de nationalité luxembourgeoise et 12% des participants de nationalité luxembourgeoise ont répondu « faux » à cette affirmation.

Ensuite, il existe encore une corrélation avec l'item « Comparer aux hommes plus jeunes, les hommes de 60 ans et plus présentent une augmentation de l'impuissance secondaire (causes non physiologiques) ». Cette affirmation est vraie. Sur l'échantillon, 40% ont répondu « vrai », 39% ont répondu « je ne sais pas » et 21% ont répondu « faux ». 23% des participants luxembourgeois ont répondu « vrai », 19% ne savaient pas et 16% ont répondu « faux ».

La corrélation avec l'item « Dans de nombreux cas, l'impuissance chez les hommes peut être efficacement traitée et guérie ». Cette affirmation est vraie. 53% de l'échantillon ont répondu « vrai », 29% ne savaient pas et 18% ont répondu « faux ». 31% des participants de nationalité luxembourgeoise ont répondu « vrai », 21% ne savaient pas et 16% ont répondu « faux ».

Ensuite, une dernière corrélation entre la variable nationalité et l'item « Les institutions, telles que les maisons de soins, devraient fournir des lits assez grands pour les couples qui désirent dormir ensemble ». 61% de l'échantillon ont répondu qu'ils étaient tout à fait d'accord et 35% des participants de nationalité luxembourgeoise sont « tout à fait d'accord » avec cette affirmation, 15% sont « indécis » par rapport à cette affirmation.

La variable « profession » et l'item « La fin de l'activité sexuelle au cours du vieillissement est le plus souvent et principalement due à des causes sociales et psychologiques plutôt qu'à des causes biologiques et physiques » corrèle ensemble. L'affirmation est vraie. L'échantillon a répondu à 59% « vrai », 22% « je ne sais pas » et 19% « faux ». Parmi cet échantillon, il y a 12% des infirmières qui ont répondu « vrai », 4% des éducatrices diplômées, 4% des aides-soignantes, 11% des psychologues et 7% des autres.

Une autre corrélation entre la variable profession et l'item « Si l'un de mes proches, vivant dans une maison de soins, devait avoir une relation sexuelle avec un autre résident, je voudrais me plaindre à la direction. ». 71% ne sont pas du tout d'accord avec cette affirmation. 13% des 71 sont des infirmières, 11% des psychologues, 5% des éducatrices diplômées et 2% des éducatrices graduées.

Entre la variable profession et l'item « Si l'un de mes proches, vivant dans une maison de soins, devait avoir une relation sexuelle avec un autre résident, je voudrais changer mon proche d'institution » existe aussi une corrélation. 73% ne sont pas du tout d'accord avec l'affirmation. 12% sont des psychologues, 12% des infirmières, 5% des aides-soignantes, 5% des éducatrices diplômées, 3% des éducatrices graduées.

Entre la variable profession et l'item « Il est immoral pour les personnes âgées de se livrer à des relations sexuelles », existe aussi une corrélation. 79% se disent ne pas du tout être d'accord avec l'affirmation, 13% sont des psychologues, 8% des aides-soignants, 13% des infirmières, 4% des éducatrices diplômées.

Concernant les méthodes, une autre corrélation existe entre la profession et l'item « fournir des vidéos à contenu érotique ». 37% de l'échantillon pense qu'il s'agit d'une méthode importante et 35% sont indécis par rapport à l'importance.

Entre la profession et l'item « Visite aux prostituées », il y a corrélation également ; 34% se dit indécis, 25% dit qu'il s'agit d'une méthode importante et 20% pensent qu'il n'est pas important de proposer cette méthode.

6.4.Statistiques inférentielles

Les traitements statistiques effectués pour les statistiques inférentielles sont les t-tests, la comparaison de moyennes.

		AS connaissances				AS attitudes				Méthodes			
Age	**N**	**M**	**SD**	**t/F**	**p**	**M**	**SD**	**t/F**	**p**	**M**	**SD**	**t/F**	**p**
Entre 20-24ans	14	55.78	10.12	.53	.72	91.42	7.91	1.08	.37	17.71	2.55	.152	.20
Entre 25-34 ans	38	59.47	12.26			90.13	11.09			19.10	3.50		
Entre 35-44 ans	16	58.62	12.68			87.12	6.81			19.68	2.79		
Entre 45-54 ans	16	55.31	8.79			87.87	14.35			19.43	3.14		
Entre 55-64 ans	16	56.87	12.86			85.06	6.03			17.50	3.86		

Tableau 11 : Statistiques inférentielles, variable « âge »

Dans le tableau 11, l'on peut constater qu'aucune relation de variables n'est significative, malgré le fait que l'on pourrait trouver des différences.

		AS connaissances				AS attitudes				Méthodes			
Sexe	**N**	**M**	**SD**	**t/F**	**p**	**M**	**SD**	**t/F**	**p**	**M**	**SD**	**t/F**	**p**
Masculin	26	55.38	11.79	1.46	.23	86.73	11.23	1.28	.27	18.26	3.92	.90	.34
Féminin	74	58.56	11.44			89.33	9.69			18.98	3.09		

Tableau 12 : Statistiques inférentielles, variable « sexe »

Comme pour le tableau 11, l'on voit dans le tableau 12 qu'il n'existe aucune relation significative avec la variable « sexe » (p= .23 ; .27, .34).

		AS connaissances				AS attitudes				Méthodes			
Etat civil	**N**	**M**	**SD**	**t/F**	**p**	**M**	**SD**	**t/F**	**p**	**M**	**SD**	**t/F**	**p**
Célibataire		55.78	10.12	.53	.72	91.42	7.91	1.08	.37	17.71	2.55	.152	.20
Marié(e)		59.47	12.26			90.13	11.09			19.10	3.50		
Divorcé(e)		58.62	12.68			87.12	6.81			19.68	2.79		
Pacsé(e)			8.79			87.87	14.35			19.43	3.14		

Tableau 13 : Statistiques inférentielles, variable « état civil »

Dans le tableau 13, les statistiques ne montrent pas de différence significative des moyennes, ce qui renvoie au même constat que pour les autres différences de moyennes.

		AS connaissances				AS attitudes				Méthodes			
Nationalité	N	M	SD	t/F	p	M	SD	t/F	p	M	SD	t/F	p
Luxembourgeoise	68	56.66	10.56	1.11	.36	90.67	10.31	2.83	.01	19.11	3.28	.96	.46

Tableau 14 : Statistiques inférentielles, variable « nationalité »

Concernant le tableau 14, l'on peut constater une seule significativité, la nationalité luxembourgeoise qui a une relation positive (p=.01) avec les attitudes. Ce résultat pourtant, pourrait s'expliquer en regardant le nombre élevé de personnes de nationalité luxembourgeoise dans l'ensemble de l'échantillon (68 sur 100).

		AS connaissances				AS attitudes				Méthodes			
Profession	N	M	SD	t/F	p	M	SD	t/F	p	M	SD	t/F	p
Éducatrice diplômée	6	59.00	15.45	1.09	.38	91.50	13.64	1.94	.02	21.33	4.27	1.05	.41
Éducatrice graduée	6	70.66	17.46			92.83	11.14			19.66	2.06		
Aides-soignantes	8	54.87	8.44			85.62	10.87			18.62	2.72		
Infirmières	17	55.95	8.54			90.76	10.62			18.11	3.53		
Infirmières graduées	7	59.57	7.50			88.42	9.48			19.85	3.48		
Psychologue	14	60.00	14.04			82.50	5.48			18.42	3.47		
Autre	13	61.23	13.37			84.00	8.58			18.00	3.74		

Tableau 15 : Statistiques inférentielles, variable « profession »

Dans ce tableau 15, l'on peut constater une seule significativité, les professions qui ont une relation positive avec les attitudes. Donc il semblerait qu'il y a une différence significative par rapport aux attitudes sur la sexualité des personnes âgées selon la profession exercée.

		AS connaissances				AS attitudes				Méthodes			
Institution	N	M	SD	t/F	p	M	SD	t/F	p	M	SD	t/F	p
Hôpital	22	53.54	8.16	1.24	.29	88.00	9.63	1.75	.14	18.13	3.02	.33	.85
Maison de soins	18	59.00	11.03			88.11	11.61			19.16	1.75		
Centre psycho gériatriques	9	55.44	10.88			94.11	14.62			19.11	3.25		
Réseau d'aides et de soins	12	61.00	11.34			93.25	12.38			19.25	2.70		
Autre	39	59.05	13.30			86.61	6.88			18.79	4.19		

Tableau 16 : Statistiques inférentielles, variable « institution »

Dans le tableau 16, aucune significativité entre les moyennes n'est à observer.

Concernant le questionnaire sur les méthodes au soutien à la sexualité des personnes âgées, la désirabilité sociale semble avoir pris le dessus, étant donné qu'aucune significativité, ni de résultats pertinents n'a pu être retenu.
Vu les différents résultats obtenus, aucune analyse concernant la régression linéaire fut entreprise, étant donné la multitude de résultats non significatifs et de résultats différents.

7. Interprétation des résultats, relation avec les hypothèses de départ

Pour rappel :

H1 : Les individus ayant des postes hiérarchiquement plus élevés ont une attitude plus permissive concernant la sexualité des personnes âgées.

Tout d'abord, l'on pourrait demander une définition par rapport à « hiérarchiquement plus élevé », dans la présente recherche, ce qu'on entend par une profession « hiérarchiquement plus élevé » est une profession pour laquelle les années d'étude sont plus nombreuses que pour une autre.

Les statistiques inférentielles ont pu montrer une différence de moyennes significative ($p=.02$) à un niveau plutôt faible. Ce niveau faible peut s'expliquer par le fait que l'échantillon reste mince (100 participants), et que la multitude de différentes professions fait qu'une analyse inférentielle ne se fait pas aussi facilement.

Dans le tableau 15 par contre, il est vrai que l'on peut observer qu'un psychologue par exemple obtient un score plus bas 82.50 pour le facteur AS attitudes (ce qui correspond donc) une attitude plus permissive) qu'une éducatrice diplômée par exemple (91.50). Cependant, le score diffère de tels façon, que l'hypothèse doit être rejeté, dû au fait que l'échantillon ne permet pas de plus amples interprétations.

H2 : Les individus ayant des postes hiérarchiquement plus élevés ont plus de connaissances concernant la sexualité des personnes âgées que les individus ayant des postes placés plus bas dans une hiérarchie professionnelle.

Cette hypothèse fut observée et validée dans certaines recherches, par contre dans la présente, le contraire fut observé. Effectivement, les aides-soignantes (position hiérarchiquement moins élevé qu'un psychologue par exemple), montrent ici une connaissance plus élevée que les autres professions (54.87 ; un score bas voulant dire que les connaissances sont élevées). La différence de moyennes n'est cependant pas significative. De plus, il faut rejeter cette seconde hypothèse aussi.

H3 : Les individus ayant beaucoup d'expérience ont une attitude plus permissive envers la sexualité des personnes âgées que les individus avec moins d'années d'expérience.

Concernant cette hypothèse, des traitements statistiques ont été effectués, mais ne s'agissant pas d'une hypothèse principale, ni le tableau ou les valeurs statistiques n'apparaitront dans cette recherche étant donné qu'encore une fois, aucune significativité n'a pu être démontré. L'hypothèse 3 est rejeté.

H4 : Les individus ayant beaucoup d'expérience ont de meilleures connaissances concernant la sexualité des personnes âgées que les individus avec moins d'années d'expérience.

Concernant cette hypothèse, des traitements statistiques ont été effectués, mais ne s'agissant pas d'une hypothèse principale, ni le tableau ou les valeurs statistiques n'apparaitront dans cette recherche étant donné qu'encore une fois, aucune significativité n'a pu être démontré. L'hypothèse 4 est donc également rejeté.

H5 : Les femmes ont une attitude plus permissive que les hommes concernant la sexualité des personnes âgées.

Aucune significativité n'a pu être montré dans les traitements statistiques, cette hypothèse est à rejeter aussi, par contre il est à observer que les hommes obtiennent un score plus bas concernant les attitudes que les femmes, ce qui voudrait dire qu'ils ont une attitude plus permissive.

H6 : Les femmes ont de meilleures connaissances que les hommes concernant la sexualité des personnes âgées.

Aucune significativité n'a pu être montré dans les traitements statistiques, cette hypothèse est à rejeter aussi, par contre il est à observer que les hommes obtiennent un score plus bas concernant les connaissances que les femmes, ce qui voudrait dire qu'ils ont de meilleures connaissances.

H7 : Les individus travaillant dans le milieu hospitalier ont une attitude plus restrictive par rapport à la sexualité des personnes âgées que les individus travaillant dans un autre milieu.

L'hypothèse est à rejeter, aucune significativité trouvée, par contre score assez bas fut trouver dans le AS attitudes pour les individus travaillant dans un hôpital, ce qui voudrait dire qu'un individu travaillant dans un hôpital a une attitude quand même moins restrictive qu'un individu travaillant dans un centre psycho gériatrique par exemple (score 94.11 ; un score élevé étant une attitude plus restrictive).

H8 : Les individus travaillant dans le milieu hospitalier ont plus de connaissances concernant la sexualité des personnes âgées que les individus travaillant dans un autre milieu.

L'hypothèse est à rejeter, aucune significativité trouvée, par contre score plus bas trouver dans le AS connaissances pour les individus travaillant dans un hôpital, ce qui voudrait dire qu'un individu travaillant dans un hôpital a plus de connaissances qu'un individu travaillant dans un réseau d'aide et de soins à domicile (score 61).

H9 : Dépendant l'âge du professionnel de santé, celui-ci choisira une méthode de soutien à la sexualité différente d'un autre professionnel.

Concernant cette hypothèse, que l'on doit aussi rejeter, un intéressant résultat fut trouvé. Le score AS attitudes entre 55-64 ans est plus bas (85.06) que celui des 20-24 ans (91.42). Cette comparaison de moyennes n'est pas significative, mais intéressante, étant donné que l'on pourrait alors penser qu'une personne plus âgées aura une attitude plus restrictive, alors qu'ici, il semble bien que ce soit le contraire. Les plus jeunes semblent avoir une attitude plus restrictive par rapport à la sexualité des personnes âgées.

H10 : Dépendant du sexe du professionnel de santé, celui-ci choisira une méthode de soutien à la sexualité différente de l'autre sexe.
H11 : Dépendant de la profession d'un individu, celui-ci choisira une méthode de soutien à la sexualité différent d'un autre.
H12 : Dépendant de l'institution dans laquelle un individu travaille, celui-ci choisira une méthode de soutien à la sexualité différente d'un autre individu travaillant dans un autre type d'institution.

Les hypothèses « H10 » à « H12 » sont à rejetées entièrement, étant donné qu'il y a avait trop de désirabilité sociale, les comparaison de moyennes n'étant pas significative.

Dans le prochain chapitre qui est la conclusion, plusieurs critiques par rapport à la présente recherche seront développées ainsi que des propositions d'amélioration.

8. Conclusion

Cette première recherche a pu constater certaines erreurs à éviter pour une réplication possible de cette étude. Les points à revoir seront décrits sous les chapitre concernant les possibilités d'amélioration future.

Il est important à noter que malgré la multitude de résultats non significatifs, cette recherche a permis d'avoir au moins une première vision des professionnels de santé au Luxembourg par rapport aux connaissances et attitudes de ceux-ci.

Dans la partie théorique, quelques résultats de recherche ayant utilisée l'ASKAS démontrent parfois des différences dans leurs hypothèses de départ et leurs hypothèses finalement acceptées. Ainsi, la présente recherche a pu mettre l'accent sur le fait qu'aucune recherche ne peut avoir la prétention de décrire un certain comportement relatif aux connaissances ou aux attitudes envers la sexualité des personnes âgées, puisque dans chaque recherche effectuée, des grandes différences de résultats ont pu être observés.

Prenant exemple sur l'étude de Kyung-Ja (2007), les auteurs ont trouvé des différences dans les attitudes selon le groupe d'âge. Les participants plus âgés montraient, dans cette étude, ont une attitude plus restrictive que les plus jeunes. Par rapport à la différence entre les sexes, les auteurs (Kyung-Ja, 2007) décrivent que les participants masculins ont une attitude moins permissive que les participants féminins ($t = 2.265$, $p = .025$), ce que la présente étude a pu également démontrer partiellement. Les traitements statistiques ont pu montrer que le score correspondant à l'attitude chez les participants masculins étaient beaucoup plus bas (99.95 ; SD= 23.91) que le score des participantes (114.52 ; SD= 21.86) et ce, pour la même catégorie d'âge ($t = 2.474$, $p = .016$).
Ce que l'on peut dire, avec prudence, c'est qu'on peut observer des différences entre les scores globaux obtenus par les participants entre la présente recherche et la recherche de Kyung-Ja (2007).

L'étude de Kyung-Ja (2007) montrent, dans leurs résultats par contre, que les personnes ayant eu une éducation plus longue ont tendance à avoir une attitude plus restrictive par rapport à la sexualité des personnes âgées ($F = 21.120$, $p = .001$). Dans la présente étude, aucune significativité n'a pu être démontré.

La présente étude s'est également posée la question par rapport à l'état civil, si, il existerait une relation positive entre un état civil spécifique et une attitude permissive ou des connaissances plus élevées. L'étude de Kyung-Ja (2007), quant à elle a trouvé une différence significative entre l'état civil et les attitudes envers la sexualité des personnes âgées ($F = 11.830$, $p = .000$). Ainsi, les personnes ayant divorcé ou étant veuves ou veufs ont une attitude plus restrictive par rapport à la sexualité des personnes âgées que les personnes célibataires ou mariées.

Un aspect traité dans plusieurs autres recherches, mais non traités dans la présente est la relation ou l'effet de la religion sur les attitudes concernant la sexualité des personnes âgées. L'étude de Kyung-Ja (2007) a pu montrer que les personnes pratiquant la religion bouddhiste avaient une attitude plus restrictive que les participants protestants, catholiques ou athéistes ($F = 7.560$, $p = 0.000$).

Les résultats obtenus par Kyung-Ja (2007) correspondent quelque peu avec les scores obtenus des collègues de White (1982). White a décrit, comme les résultats obtenus dans la présente recherche, concernant les attitudes envers la sexualité des personnes âgées (1982). Effectivement, plus une personne vieillit, plus elle semble avoir une attitude plus permissive envers la sexualité des personnes âgées.
De plus, White (1982) décrit les mêmes résultats que la présente recherche a obtenu, c'est-à-dire la relation obtenue entre une attitude plus restrictive et le fait que ce sont les femmes qui semblent avoir une autre attitude que les hommes envers la sexualité. White (1982) explique cette différence par le fait que les différents construits liés à la sexualité de la femme âgée considère qu'une femme âgée n'est plus « désirable », comme décrit dans la partie théorique, les construits sociaux forment l'attitudes des individus envers un sujet tel que la sexualité des personnes âgées.

Comme brièvement expliqué, la relation positive entre les connaissances et les attitudes dans n'a pas pu être analysé dans la présente recherche, malgré le fait que cette relation est, dans les différentes recherches concernant les attitudes et les connaissances des individus face à ce sujet, relativement consistent (Hillman & Stricker, 1994).

Dans la partie théorique, il a été décrit l'importance de la formation des jeunes professionnels de santé et de leur travail avec les personnes âgées, Hillman & Stricker (1994) ont pu constater que les individus ne semblent pas arriver à changer l'attitude restrictive (dû à une certaine religion) malgré le fait d'un programme éducatif complet. Il est donc primordial de considérer les facteurs intervenants, autre que les données sociodémographiques. C'est pour cette raison, que tout programme éducatif, ou d'éducation à la vie sexuelle des personnes âgées doit se faire en fonction de facteurs tels que le statut économique, le niveau d'éducation et la religion des participants ou, au moins, se référer à ce que les personnes connaissant dans leur pays d'origine, étant donné que la culture joue un rôle primordial dans les aspects concernant les attitudes et les connaissances liées à ce sujet bien spécifique.

Concernant ce point, les résultats de la présente recherche vont réagir. Effectivement, la sexualité des personnes âgées existe, que ce soit en institution ou dans un autre milieu. Parlant avant de la relation soignant-soigné, il est primordial de mettre en avant une personne de confiance pour la personne âgée, qui aimerait exprimer un besoin. Il est primordial, et le

besoin se fait ressentir par les résultats, que les infrastructures doivent être, au mieux, adaptés pour la socialisation, il ne faut pas empêcher les rencontres, mais justement, les stimuler. Ne pas se taire est la clef, surtout dans des situations délicates, telles que dans des situations conflictuelles entre soignant-soigné dans un contexte de soin fortement liés à l'intimité de la personne âgée. Les supervisions d'équipe ou individuelle sont primordiales afin d'éviter toute gêne et malaise, que ce soit auprès du soignant qu'auprès du soigné.
Il est nécessaire que l'institution se concentre sur son concept d'action et sa philosophie par rapport à cet accompagnement et faire le nécessaire, au possible pour pouvoir mettre en place différents dispositifs matériels ou humains pour favoriser surtout la communication soignant-soigné, étant donné que tout besoin, surtout lié à l'intimité/ la sexualité passe tout d'abord et avant tout par la communication, qu'elle soit verbale ou non verbale.

Comme décrit auparavant, la présente recherche a permis d'avoir un bref aperçu de la situation actuelle au Luxembourg, et encore, dans le prochain chapitre, les suggestions d'amélioration vont être présentées afin de continuer un éventuel ou plusieurs projets de recherche centrés sur cette thématique.

8.1. Suggestions d'amélioration ou continuation du projet de recherche

L'ASKAS fut utilisé pour l'évaluation des attitudes et les connaissances des personnes envers la sexualité des personnes âgées. L'ASKAS, datant de quelques années, ne semblent pas actualisé selon certains auteurs.

Hillman & Stricker (1994) critiquent l'ASKAS comme étant un outil qui ne représente qu'un seul aspect concernant les attitudes envers la sexualité des personnes âgées. L'analyse de l'ASKAS concernant les attitudes (permissive/restrictive), ne semble s'appliquer qu'aux personnes travaillant justement avec les personnes âgées. L'ASKAS permettrait alors de décrire qu'un seul mode de comportement, de plus la question se pose concernant la grande désirabilité sociale qui reste tout de même présente dans un tel questionnaire, surtout quand les questions deviennent « délicates » et que la réponse est fortement subjective, dépendant de l'individu qui répond au questionnaire. Hillman & Stricker (1994) proposent d'y inclure le sentiment de la personnes âgées face à sa propre sexualité.

La présente recherche a également créé un second questionnaire, focalisé sur les différentes méthodes que l'on pourrait mettre en place en pratique. Les résultats de ce questionnaire ne sont pas utilisables, car non valides.

Dans une autre recherche, l'on pourrait s'imaginer de se focaliser plus sur une profession spécifique, telle que la profession d'infirmier au sein d'une maison de soins uniquement. Dans la présente recherche, il y a tellement d'informations que le traitement inférentiel en devient compliqué et le fait que l'échantillon est à 100 participants ne simplifie pas les interprétations, étant donné que le nombre de différentes variables est trop importante.

Dans une recherche future, ce qui serait alors intéressant, c'est d'utiliser les « focus group », le fait de faire des interviews collectives dans une maison des soins ou dans un service hospitalier par exemple. Ce focus groupe serait effectué au sein d'un groupe uniquement composé d'infirmiers et d'infirmières par exemple. Durant ce focus group, l'on pourrait mettre l'accent sur les différents besoins et situations problématiques vécues par les professionnels de santé. L'on pourrait cibler directement les différentes méthodes au soutien à la sexualité de la personne âgée qui sont peut-être déjà mises en place au sein de leur travail quotidien.

Dans la partie théorique, il a été question de la relation soignant-soigné. La relation entre la personnalité du soignant, ses attitudes envers la sexualité des personnes âgées et ses connaissances pourrait être un sujet très intéressant et actuel au Luxembourg.

L'on peut constater que beaucoup de thèmes se croisent, qu'il s'agisse de la perception de la personne âgée face à sa propre sexualité, la personnalité et la relation soignant-soigné, la formation des professionnels de santé, la personne âgée ayant un besoin spécifique qui communiquerait un besoin d'ordre sexuel.

Il y a donc encore beaucoup de différentes possibilités de recherche concernant ce sujet d'actualité au sein du Grand-Duché du Luxembourg, un besoin existe au cœur des différents terrains professionnels, et étant un besoin primaire, il est primordial de continuer de trouver des solutions pratiques quant à l'accompagnement des personnes âgées, des familles et du personnel.

Bibliographie

- Attias-Donfut, C. (2008), « Le corps vieux, entre imaginaire et épreuve de la réalité », dans BLOCH D. (dir), *Les représentations du corps vieux*. Fondation Eisai. Paris: Presses Universitaires de France, pp. 71-79.
- Bauer, M., Mcauliffe, L. & Nay, R. (2007). Sexuality, health care and the older person: an overview of the literature, *International Journal of Older People Nursing*, vol.2, n°2, pp. 63-68.
- Bouman, W., P. (2007). Nottingham study of sexuality and ageing (NoSSA II). Attitudes of care staff regarding sexuality and residents: A study in residential and nursing homes. *Sexual and Relationship Therapy*, Volume 22, 2007, Issue 1, pp. 45-61.
- Bruen P.D., McGeown W.J., Shanks M.F., Venneri A., (2008). Neuroanatomical correlates of neuropsychiatric symptoms in Alzheimer's disease. *Brain*, 2008; 131, p.2455-2463.
- Bruner, J., S. & Austin, G.A. (1956). *A study of thinking*. Transaction Publishers.
- Burns, A. Jacoby, R., Levy, R. (1990). Psychiatric phenomenia in Alzheimer's disease. *Br J Psychiatry*, 1990;157, p. 86-94.
- Butler, R., Lewis, M., & Sunderland, T. (1991). Aging and mental health: *Positive psychosocial and biomedical approaches*. New York: Macmillan.
- Chapman, J., L. (1999). Knowledge and attitudes of sexuality in the elderly among educators of health care professionals. *Theses: Doctorates and Masters*, Edith Cowan University, Research Online.
- Claudine Attias-Donfut (2008). Les grand-parents en Europe : de nouveaux soutiens de famille. *Informations sociales 2008/5* (n° 149), p. 54-67.
- Delbès C., Gaymu J. (2001). Aspects démographiques du grand âge. *Gérontologie et société*, 2001, n°98, p11-22.
- Derouesne C. (2009). Comportements dits d'hypersexualité et démences. *Psychol NeuroPsychiatr Vieil*, 2009; 7, p.101-108.
- Derouesne C., Guignot J, Chermat V., Winchester N., Lacomblez L. (1996). Sexual behavioural changes in Alzheimer disease. *Alzheimer Dis Ass Disord*, 1996; 10, p.86-92.

- Derouesne, C. (2005). Sexualité et démence. *Psychol NeuroPsychiatr. Vieill.*, 2005 ; 3, p. 281-290.
- Dionne H. (2007). De l'intimité à l'intimidation. Le harcèlement sexuel à l'égard des soignants. *Gérontologie et société*, 2007, n° 122, p.139-144.
- Durand-le Guern, I. (2006). Viellir en esthète : *Le portrait de Dorian Gray et La mort à Venise*, dans MONTANDON A. (dir.)., *éros, blessures et folie : détresses du vieillir*, Clermont-Ferrand, Presses Universitaires Blaise Pascal, pp. 209-220.
- Felstein, I. (1973). *Sex in Later Life*. Penguin, Baltimore.
- Foucault, M. (1976). *The History of Sexuality Volume 1: An Introduction*. London: Allen Lane. ISBN 0-7139-1094-1.
- Hardy L. (2004)., Sexualité des personnes âgées…attention tabou ! *Doc'Animation en gérontologie*, 2004, n°4, p.33-35.
- Hillman, J., L. & Stricker, G. (1996). Predictors of college students' knowledge of and attitudes toward elderly sexuality: the relevance of grandparental contact. *Educational Gerontology*, Vol. 22, 1996-Issue. pp. 539-555.
- Kinsella, K. (2009). Global perspectives on the demography of aging, dams SOKOLOVSKY, J. (dir.), *The Cultural Context of Aging: Worldwide Perspectives*, Westport Praeger, pp. 13-30.
- Kyung-Ja L., Myoung-Sook, K., Mi Ja K., Seong Mi, M. (2007). A study of knowledge and attitudes regarding sexuality of elderly people in Korea. *Journal of Korean Academy of Nursing* (2007). Vol, 37, No 2, pp. 170-184.
- Laforestrie R., Geoffre C. (1997). Sexualité en institution gériatrique et formation du personnel. *Gérontologie et société*, 1997, n°82, p.174-185.
- Lagrave, R., M. (2011). L'impensé de la vieillesse : la sexualité. *Genre, sexualité & société*, N°6, pp. 1-8.
- Michon F., Varakine J. (2009). Réflexions avec les étudiants en soins infirmiers autour de la pudeur et de l'intimité chez la personne âgée. *Soins gérontologiques*, 2009, n°78, p.35-36.
- Miller B.L., Darby A.L., Swartz J.R., Yener G.G., Mena I. (1995). Dietary changes: compulsions and sexual behavior in frontotemporal degeneration. *Dementia*, 1995; 6, p. 195-199.
- Organisation Mondiale de la Santé (OMS). (2002). Santé sexuelle et reproductive : compétences de base en soins primaires. *Santé sexuelle et reproductive*, 2002, p.53.

- Pitaud, P. (2011). *Sexualité, handicaps et vieillissement.* Pratiques du champ social. ERES.
- Renaud, O., Lefebvre, V., Bodak, A. (1999). Les troubles du comportement sexuel du sujet âgé. *Soins gérontologiques*, 1999, n°18, p. 17-19.
- Richard D., Lalu-Fraisse A. (1999). Enquête sur la sexualité et l'affectivité en long séjour. *Soins gérontologiques*, 1999, n°18, p.13-16.
- Rosow, I. (1977). *Socialization to Old Age*, University of California Press.
- Rowe, J. W.; Kahn, R. L. (1997). "Successful Aging". *The Gerontologist. 37 (4) :* 433–40. doi:10.1093/geront/37.4.433. PMID 9279031.
- Schlagdenhauffen, R. (2011). Rapports à la conjugalité et à la sexualité chez les personnes âgées en Allemagne, *Genre, sexualité & société*, n°6, pp. 1-10.
- Souchon, S. (2009). Processus de vieillissement et sexualité. *Soins gérontologiques*, 2009, n°78, p.22-24.
- Striar, S. L., & Hoffman, K. S. (1984). Advocating for the socio-sexual rights of the single elderly: A six-step intervention strategy. *Journal of Social Work & Human Sexuality, 3*(1), 71-83.
- Thibaud A. et Hanicotte C. (2007). Quelles représentations les soignants ont-ils de la sexualité des sujets vieillissants ? *Gérontologie et société,* 2007, n° 122, p.125-137.
- Trincaz, J. (1998). Les fondements imaginaires de la vieillesse dans la pensée occidentale. *L'Homme*, vol. 38, pp. 167-189.
- Vézina J. ; Cappeliez, Landreville, *Psychologie gérontologique*, G. Morin, 1994.
- W.H. Masters et Johnson, V.E. (1966). *Human Sexual Response*, Toronto; New York, Bantam Books, 1966.
- White, C.B. (1982) *Arch Sex Behav* (1982) 11: 11. https://doi.org/10.1007/BF01541362.

Annexe I

MASTER 1 – Fragebogen

Liebe Teilnehmerin,
Lieber Teilnehmer,

Der vorliegende Fragebogen widmet sich der Sexualität im Alter – einem Thema, das in den letzten Jahren zunehmend mehr erforscht wird. Sie finden im Folgenden Fragen, die sich auf Ihre berufliche und demographische Situation beziehen.

Anschließend daran finden sie eine Reihe Fragen, die unterschiedliche Aspekte der Sexualität im Alter bei Männern und Frauen beschreiben. Zudem finden in einem letzten Teil Fragen, die sich zum einen auf die Unterstützung bei der Erfüllung sexueller Bedürfnisse wie auch auf das Ausleben von Intimität und Sinnlichkeit beziehen.

Die Dauer der Bearbeitung des Fragebogens beträgt ungefähr 20 Minuten.
Bitte beantworten Sie alle Fragen, da ein nicht vollständig ausgefüllter Fragebogen nicht weiter verwertbar ist.

Alle Ihre Angaben werden selbstverständlich vertraulich behandelt und anonymisiert ausgewertet. Die Auswertung erlaubt daher keinerlei Rückschluss auf die Person, die geantwortet hat.

Vielen Dank im Voraus für Ihre Unterstützung und Ihre Teilnahme,

Emeline Mertens
Master in Gerontologie, 4. Semester

Chère participante,
Cher participant,
Ce questionnaire est consacré à la sexualité chez les personnes âgées - un sujet qui est exploré plus en plus ces dernières années. Les questions suivantes se rapportent à votre situation professionnelle et démographique. Par la suite, vous trouverez une série de questions qui décrivent les différents aspects de la sexualité dans la vieillesse chez les hommes et les femmes.

En outre, dans une dernière partie vous trouverez des questions qui se rapportent en partie au soutien à la satisfaction des besoins sexuels, ainsi qu'au soutien de l'intimité et la sensualité.

La durée du traitement du questionnaire prend environ 20 minutes.
S'il vous plaît répondez à toutes les questions, car un questionnaire incomplet ne peut pas être traité.
Toutes les informations seront traitées confidentiellement et évaluées de manière anonyme. Par conséquent, l'évaluation ne permet pas de conclusions sur la personne qui a répondu.

Merci d'avance pour votre soutien et votre participation

Emeline Mertens
Master de gérontologie, Semestre 4

Soziodemographische Daten
Bitte kreuzen Sie die passende Antwort an :

1. Alter

- Weniger als 18 ans
- Zwischen 20-24 ans
- Zwischen 25-34 ans
- Zwischen 35-44 ans
- Zwischen 45-54 ans
- Zwischen 55-64 ans
- Mehr als 65 Jahre

2. Geschlecht

- Mann
- Frau
- Andere

3. Zivilstatus :

- Ledig
- Verheiratet
- Geschieden
- PACS
- Witwe/r

4. Staatsangehörigkeit:

- Luxemburger/in
- Franzose/ Franzosin
- Belgier /in
- Deutsche /r

- Portugiese /in
- Italiener /in
- Andere Staatsangehörigkeit

5. In welchem Beruf sind Sie tätig?
Aktueller Berufsstand: Bitte kreuzen Sie die passende Antwort:

Medizinische Berufe:
- Allgemeinmediziner / Médecin généraliste
- Mediziner mit Spezialisation / Médecin spécialiste

Sozioedukative Berufe :
- Erzieher/in / éducateur/trice diplômé/e
- Graduierte/r Erzieher/in / éducateur/trice gradué/e

Professions de santé réglementées (Luxembourg) :
- Aide socio-familiale / Familienhilfe
- Aide-soignant(e) / Pfleger/in
- Assistant(e) d`hygiène sociale / Sozialhygienische/r Assistent /in
- Assistant(e) social / Sozialarbeiter/in
- Assistant(e) technique médical de chirurgie / Technisch-medizinische/r Assistent/in in Chirurgie
- Assistant(e) technique médical de laboratoire / Technisch-medizinische/r Assistent/in im Laboratorium
- Assistant(e) technique médical de radiologie / Technisch-medizinische/r Assistent/in in der Radiologie
- Auxiliaire de vie / Hilfsperson
- Diététicien/ne / Ernährungsberater/in
- Ergothérapeute /Ergotherapeut/in
- Infirmier/infirmière /Krankenpfleger - Krankenschwester
- Infirmier/infirmière en anesthésie et réanimation / Krankenpfleger in Intensivmedizin – Krankenschwester in Intensivmedizin
- Infirmier/infirmière en pédiatrie / Krankenpfleger in Pädiatrie – Krankenschwester in Pädiatrie
- Infirmier/infirmière gradué(e) / graduierte/r Krankenpfleger – Krankenschwester
- Infirmier/infirmière psychiatrique / psychiatrische/r Krankenpfleger/ Krankenschwester
- Laborantin(e) / Laborant/in
- Masseur/masseuse – kinésithérapeute / Kinesitherapeut/in
- Orthophoniste / Logopäde/in
- Orthoptiste / Orthoptisten
- Pédagogue curatif / Heilpädagoge /in
- Podologue / Podologe/in
- Rééducateur en psychomotricité / Rehabilitation in Psychomotorik / Physiotherapeuten
- Sage-femme / Hebamme
- Psychologue
- Psychothérapeute

6. In welcher Art Institution arbeiten Sie ?

- Krankenhaus
- Pflegeheim
- Psychogeriatrisches Zentrum
- Heimpflege
- Andere

7. Seit wann arbeiten Sie in dieser Institution ?

- Seit weniger als 5 Monaten / depuis moins de 6 mois
- Zwischen 6 Monaten und 1 Jahr / Entre 6 mois et 1 an
- Zwischen 1 und 2 Jahren / Depuis 1 à 2 ans
- Zwischen 2 und 5 Jahren / Depuis 2 à 5 ans
- Zwischen 5 und 10 Jahren / Depuis 5 à 10 ans
- Zwischen 10 und 20 Jahren / Depuis 10 à 20 ans
- Zwischen 20 und 30 Jahren / Depuis 20 à 30 ans
- Seit mehr als 30 Jahren / Depuis plus de 3 ans

Aging Sexual Attitudes and Knowledge Scale – ASKAS
Knowledge questions

1. Sexuelle Aktivität bei älteren Menschen ist oft gefährlich für ihre Gesundheit. L'activité sexuelle chez les personnes âgées est souvent dangereuse pour leur santé.
2. Männer über 65 Jahre brauchen gewöhnlich länger, um eine Erektion ihres Penis zu erreichen, als jüngere Männer. Les hommes de plus de 65 ans mettent généralement plus de temps que les hommes plus jeunes pour avoir une érection de leur pénis
3. Im Vergleich zu jüngeren Männern erfahren Männer über 65 Jahren den Orgasmus weniger intensiv. Comparés aux hommes plus jeunes, les hommes de plus de 65 ans éprouvent habituellement une réduction de l'intensité de leur orgasme.
4. Die Festigkeit der Erektion ist bei älteren Männern oft geringer als bei jüngeren Personen. La fermeté de l'érection chez les hommes âgés est souvent inférieure à celle des personnes plus jeunes.
5. Bei älteren Frauen (65+) ist die vaginale Sekretion geringer als bei jüngeren Frauen. Comparativement aux femmes plus jeunes, la femme âgée (65 ans et plus) a une réduction de sa lubrification vaginale.
6. Bei älteren Frauen dauert es länger eine adäquate Vaginalsekretion zu erreichen als bei jüngeren. La femme âgée a besoin de plus de temps que les femmes plus jeunes pour atteindre une lubrification vaginale adéquate.
7. Bei älteren Frauen kann der Geschlechtsverkehr durch die reduzierte Elastizität der Vagina und geringere Vaginalsekretion schmerzhaft sein. La femme âgée peut éprouver des rapports sexuels douloureux en raison de la réduction de l'élasticité et de la lubrification de son vagin.
8. Sexualität ist ein lebenslanges Bedürfnis. La sexualité est généralement un besoin présent tout au long de la vie.

9. Bei älteren Menschen (65+) erhöht Sex das Risiko für einen Herzinfarkt. La pratique sexuelle chez les personnes âgées (65 ans et +) augmente le risque de crise cardiaque.
10. Die meisten Männer über 65 können keinen Geschlechtsverkehr mehr haben. La plupart des hommes de plus de 65 ans sont incapables d'avoir des rapports sexuels.
11. Menschen, die in jungen Jahren sexuell sehr aktiv waren, werden auch im Alter sexuell aktiver sein. Les personnes les plus actives sexuellement dans leur jeunesse tendent à devenir les personnes âgées les plus sexuellement actives.
12. Es gibt Hinweise darauf, dass die sexuelle Aktivität bei älteren Menschen sich positiv auf sie auswirkt. Il est prouvé que l'activité sexuelle chez les personnes âgées a des effets physiques bénéfiques sur eux.
13. Auf der psychologischen Seite kann sich sexuelle Aktivität positiv bei älteren Menschen auswirken. L'activité sexuelle peut avoir des bénéfices psychologiques pour les personnes âgées.
14. Die meisten älteren Frauen sind für Sex unempfänglich. La plupart des femmes plus âgées restent sexuellement non réactives.
15. Bei Männern über 65 erhöht sich normalerweise der Sexualtrieb. Le besoin sexuel augmente généralement avec l'âge chez les hommes de plus de 65 ans.
16. Verschreibungspflichtige Medikamente können den Sexualtrieb einer Person ändern. Les médicaments peuvent modifier la libido d'une personne.
17. Nach der Menopause haben Frauen eine physiologisch bedingt ein stärkeres Bedürfnis nach Sex. Après la ménopause, les femmes ont un besoin physiologique d'activité sexuelle.
18. Grundsätzlich bedeuten altersbedingte (65+) Veränderungen eher eine Verringerung der Reaktionszeiten als ein vermindertes Interesse an Sex. Fondamentalement, les changements durant l'âge avancé (65 ans et +) concernant la sexualité impliquent un ralentissement du temps de réponse plutôt qu'une réduction de l'intérêt pour l'activité sexuelle.
19. Ältere Männer können die Ejakulation länger hinauszögern und können daher eine Erektion des Penis länger halten als jüngere Männer. Les hommes plus âgés éprouvent généralement un besoin réduit d'éjaculer et peuvent donc maintenir plus longtemps une érection du pénis que les hommes plus jeunes
20. Ältere Männer und Frauen eignen sich nicht als Sex-Partner, da beide jüngere Partner für die Stimulation brauchen. Les hommes et femmes plus âgés ne peuvent pas être partenaires sexuels car les deux ont besoin de partenaires plus jeunes pour être stimulés.
21. Ausschlaggebend für die Häufigkeit von Sex bei älteren Paaren ist das Interesse bzw. Mangel an Interesse für Sex mit der Partnerin. Le déterminant le plus commun de la fréquence de l'activité sexuelle chez les couples âgés est l'intérêt ou le manque d'intérêt du mari à avoir une relation sexuelle avec sa femme.
22. Barbiturate, Beruhigungsmittel und Alkohol können die sexuellen Erregungszustände bei älteren Menschen senken und die sexuelle Reaktion beeinträchtigen. Les barbituriques, les tranquillisants et l'alcool peuvent réduire l'excitation sexuelle des personnes âgées et interférer avec leur désir et activités sexuelles.
23. Sexuelles Desinteresse bei älteren Menschen kann auf Depression zurückzuführen sein. Le désintérêt sexuel chez les personnes âgées peut être le reflet d'un état dépressif.
24. Bei älteren Männern nimmt die Häufigkeit sexueller Aktivität mit dem Alter ab. Il y a une diminution avec l'âge de la fréquence de l'activité sexuelle chez les hommes.
25. Bei Männern gibt es eine stärkere Abnahme der Sexualität im Alter als bei Frauen. Il y a une plus grande diminution avec l'âge de la sexualité masculine que de la sexualité féminine.
26. Starker Zigarettenkonsum kann sexuelles Verlangen verringern. Une forte consommation de cigarettes peut diminuer le désir sexuel.

27. Für die Aufrechterhaltung des Interesses an Sex im Alter ist bei Männern die Häufigkeit und Regelmässigkeit sexueller Aktivität über die gesamte Lebensspanne entscheidend. Un facteur important du maintien de la réponse sexuelle chez l'homme vieillissant est la régularité de l'activité sexuelle tout au long de sa vie.
28. Die Angst vor der Unfähigkeit beim Sex kann bei älteren Männern tatsächlich zu einer Unfähigkeit führen. La peur d'une impuissance sexuelle peut entraîner une panne sexuelle chez les hommes âgés.
29. Der Abbruch sexueller Aktivität im Alter ist höchstwahrscheinlich und vor allem auf soziale und psychologische Ursachen und nicht auf biologische und physische Ursachen zurückzuführen. La fin de l'activité sexuelle au cours du vieillissement est le plus souvent et principalement due à des causes sociales et psychologiques plutôt qu'à des causes biologiques et physiques
30. Übermäßige Masturbation kann den Beginn geistiger Verwirrung und Demenz im Alter beschleunigen. Une masturbation excessive peut provoquer une apparition précoce de la confusion mentale et de la démence chez les personnes âgées.
31. Nach der Menopause erleben Frauen geringer sexuelle Befriedigung. Il y a une perte inévitable de la satisfaction sexuelle chez les femmes ménopausées
32. Sekundäre Impotenz (nicht physiologische Ursachen) erhöht sich bei Männern ab 60 im Vergleich zu jüngeren Männern. Comparés aux hommes plus jeunes, les hommes de 60 ans et plus présentent une augmentation de l'impuissance secondaire (causes non physiologiques)
33. Impotenz bei älteren Männern kann buchstäblich effektiv behandelt und in vielen Fällen geheilt werden. Dans de nombreux cas, l'impuissance chez les hommes âgés peut être efficacement traitée et guérie
34. Wenn keine schweren körperlichen Beschwerden bestehen, können Männer und Frauen bis weit ins hohe Alter (90+) Interesse an Sex haben und sexuell aktiv bleiben. S'ils ne présentent pas d'handicaps physiques importants, les hommes et les femmes entre 80 et 100 ans peuvent maintenir de l'intérêt sexuel ainsi qu'une activité sexuelle
35. Masturbation bei älteren Männern und Frauen hat positive Auswirkungen auf die Aufrechterhaltung der sexuellen Reaktionsfähigkeit. La masturbation chez les hommes et les femmes âgés a des effets bénéfiques sur le maintien de leur réceptivité sexuelle.
36. Ältere Menschen haben wenig Interesse an Sex (Alter = 65+ Jahre). Les personnes âgées ont peu d'intérêt pour la sexualité. (Âgées = 65 ans d'âge).
37. Eine ältere Person, die sexuelles Interesse zeigt, bringt Schande über sich selbst. Une personne âgée qui montre de l'intérêt sexuel se ridiculise/se couvre de honte.
38. Institutionen, wie Pflegeheime, sollten sexuelle Aktivität jeglicher Art bei ihren Bewohnern nicht ermutigen oder unterstützen. Les institutions, telles que les maisons de soins, ne devraient pas encourager ou soutenir l'activité sexuelle (d'aucune sorte qu'elle soit) chez leurs résidents.
39. Männliche und weibliche Bewohner von Pflegeheimen sollten auf separaten Etagen oder unterschiedlichen Flügeln eines Pflegeheims untergebracht werden. Les résidents masculins et féminins des maisons de soins devraient vivre à des étages différents ou dans des ailes séparées
40. Pflegeheime haben keine Verpflichtung, angemessene Privatsphäre für Bewohner zu schaffen, die allein sein wollen oder Privatsphäre in einer Partnerschaft genießen wollen. Les maisons de soins ne sont pas tenues à fournir une intimité suffisante pour les résidents/résidentes qui désirent être seuls/seules, ou en couple.
41. Wenn man älter wird (z. B. ab 65), verschwindet das Interesse an Sexualität unvermeidlich/automatisch. Quand on devient âgé (c'est-à-dire après 65 ans), l'intérêt pour la sexualité disparaît inévitablement.
42. Wenn ein Verwandter von mir, der in einem Pflegeheim lebt, eine sexuelle Beziehung mit einem anderen Bewohnereingeht, würde ich mich beim Management

beschweren. Si l'un de mes proches, vivant dans une maison de soins, devait avoir une relation sexuelle avec un autre résident, je voudrais me plaindre à la direction.

43. Wenn ein Verwandter von mir, der in einem Pflegeheim lebt, eine sexuelle Beziehung mit einem anderen Bewohnereingeht, würde ich meinen Verwandten aus diesem Pflegeheim umziehen. Si l'un de mes proches, vivant dans une maison de soins, devait avoir une relation sexuelle avec un autre résident, je voudrais changer mon proche d'institution.
44. Wenn ein Verwandter von mir, der in einem Pflegeheim lebt, eine sexuelle Beziehung mit einem anderen Bewohnereingeht, würde ich mich raushalten, da mich das nichts angeht. Si l'un de mes proches, vivant dans une maison de soins, devait avoir une relation sexuelle avec un autre résident, je voudrais rester en dehors de cela, car ça ne me regarde pas.
45. Wenn ich wüsste, dass ein Pflegeheim sexuelle Aktivität bei Bewohnern erlaubt und ermöglicht, würde ich einen Verwandten nicht in diesem Pflegeheim unterbringen. Si je savais qu'une maison de soins a permis et soutenu l'activité sexuelle chez des résidents qui le désiraient, je ne placerais pas mon proche dans cette maison de soins.
46. Es ist unmoralisch für ältere Menschen, Sex zu haben. Il est immoral pour les personnes âgées de se livrer à des relations sexuelles récréatives
47. Ich würde gern mehr über die Veränderungen der sexuellen Funktionen im Alter erfahren. J'aimerais en savoir plus sur les changements du fonctionnement sexuel au cours du vieillissement.
48. Ich meine, dass ich alles weiss, was man zu Sex im Alter wissen muss. Je pense savoir tout ce que j'ai besoin de connaître concernant la sexualité des personnes âgées.
49. Ich würde mich bei dem Management beschweren, wenn ich von sexueller Aktivität zwischen Bewohnern eines Pflegeheims erfahren wüsste. Je me plaindrais à la direction si j'apprenais l'existence d'une activité sexuelle entre des résidents d'une maison de soins.
50. Ich würde die Sexualpädagogik für ältere Bewohner eines Pflegeheimes unterstützen. Je serais en faveur de cours d'éducation sexuelle pour les résidents âgés des maisons de soins.
51. Ich würde Sexualpädagogikkurse für die Angestellten eines Pflegeheimes unterstützen. Je serais en faveur des cours d'éducation sexuelle pour le personnel des maisons de soins.
52. Masturbation ist eine akzeptable sexuelle Aktivität für ältere Männer. La masturbation est une activité sexuelle acceptable pour les hommes âgés.
53. Masturbation ist eine akzeptable sexuelle Aktivität für ältere Frauen. La masturbation est une activité sexuelle acceptable pour les femmes âgées.
54. Institutionen, wie z.B. Pflegeheime, sollten ausreichend große Betten für Paare zur Verfügung stellen, die zusammen schlafen wollen. Les institutions, telles que les maisons de soins, devraient fournir des lits assez grands pour les couples qui désirent dormir ensemble.
55. Mitarbeiter von Pflegeheimen sollten in Bezug auf Sexualität im Alter und / oder Behinderten ausgebildet werden. Le personnel des maisons de soins devrait être formé ou informé sur la sexualité chez les personnes âgées et / ou handicapées.
56. Bewohner von Pflegeheimen sollten nicht in sexuelle Aktivität jeglicher Art engagieren. Les résidents des maisons de soins ne devraient pas se livrer à une activité sexuelle, quelle qu'elle soit.
57. Institutionen wie Pflegeheime sollten soziale Interaktion zwischen Männern und Frauen ermöglichen. Les institutions, telles que les maisons de soins, devraient offrir des possibilités d'interactions sociales entre les hommes et les femmes.
58. Masturbation ist schädlich und sollte vermieden werden. La masturbation est nuisible et devrait être évitée.

59. Institutionen, wie Pflegeheime, sollten Privatsphäre bieten, so dass die Bewohner Sex haben können, wenn sie das wünschen, ohne Furcht vor Verletzung der Privatsphäre. in sexuelles Verhalten ohne Angst vor Eindringen oder Beobachtung geraten können. Les institutions, telles que les maisons de soins, devraient fournir assez d'intimité pour permettre aux résidents de se livrer à des actes sexuels sans crainte d'intrusion ou d'être observé.
60. Wenn Familienmitglieder dagegen sind, dass ein verwitwetes Familienmitglied eine sexuelle Beziehung mit einem anderen Heimbewohner eingeht, dann ist die Heimleitung dafür verantwortlich, dass diese Beziehung unterbunden wird. Si les proches d'un veuf ou d'une veuve sont contre le fait que celui-ci ou celle-ci ait une relation sexuelle avec un autre résident de la maison de soins, la direction et l'équipe soignante a pour obligation de mettre en place des mesures permettant d'empêcher cette relation.
61. Außereheliche sexuelle Beziehungen sind grundsätzlich unrecht. Les relations sexuelles en dehors du mariage sont toujours une mauvaise chose.